Beate Stock-Schröer, Hille Lieverscheidt, Martin Frei-Erb
Curriculum Naturheilverfahren und Komplementärmedizin

CAM EXPERTISE
Karl und Veronica Carstens-Stiftung

Curriculum Naturheilverfahren und Komplementärmedizin

Lehrinhalte und Medizindidaktik

Beate Stock-Schröer, Hille Lieverscheidt, Martin Frei-Erb

KVC | VERLAG

KVC Verlag
Karl und Veronica Carstens-Stiftung
Am Deimelsberg 36, 45276 Essen
Tel.: +49 201 56305 0
Fax: +49 201 56305 30
www.kvc-verlag.de

Stock-Schröer, Beate; Lieverscheidt, Hille; Frei-Erb, Martin
Curriculum Naturheilverfahren und Komplementärmedizin –
Lehrinhalte und Medizindidaktik

ISBN 978-3-86864-036-6

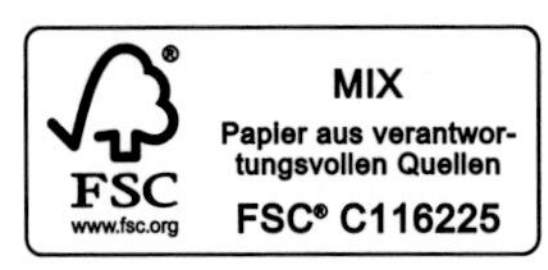

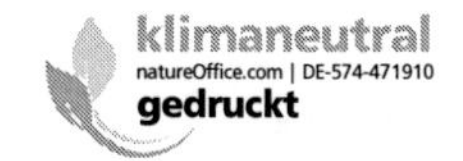

Umschlaggestaltung: eye-d Designbüro, Essen
Druck: Union Betriebs-GmbH, Rheinbach

Inhalt

Einleitung

Beate Stock-Schröer

Das vorliegende Buch ist eine vollständig überarbeitete Fassung des *Curriculum Naturheilverfahren und Komplementärmedizin* (KVC Verlag 2005, Reihe: edition forschung).

Das erste Curriculum war eine gemeinschaftliche Produktion der Medizinischen Hochschule Hannover und vieler Lehrender, die ihre Unterrichtsmaterialien in Form von PowerPoint-Präsentationen zur Verfügung gestellt hatten. Das Curriculum diente seinerzeit als Grundlage für Lehrende an den medizinischen Fakultäten, die im Rahmen des Querschnittsbereichs QB 12 Naturheilverfahren und Komplementärmedizin unterrichten sollten.

Im jetzt vorliegenden Buch ist jedes Kapitel des Curriculums mithilfe von Lehrbüchern und der Unterstützung von Fachleuten überarbeitet worden (S. 63ff.), um neue Erkenntnisse und Entwicklungen der letzten Jahre einzubeziehen. Am Ende des jeweiligen Abschnittes wurde die Evidenzlage aktualisiert. Dazu wurden Publikationen für den Zeitraum von 2004 bis Mitte 2012 zu den einzelnen Therapieverfahren mithilfe von PubMed ausgewählt. In der Regel sollten nicht mehr als fünf Referenzen pro Kapitel bzw. drei pro Unterkapitel aufgelistet werden. Die Suche erfolgte nicht systematisch, sondern soll eine Reihe von gut publizierten Beispielen zeigen; sie schloss folgende Rubriken ein, die nach Evidenzgraden (soweit vorhanden) sortiert wurden:

- Metaanalysen
- Systematische Reviews
- Randomisierte klinische Arbeiten (RCTs)

Neue Themen

Ein Schwerpunkt des ersten Buches war die auf CD beiliegende Foliensammlung. Die Präsentationen wurden für das nun vorliegende Curriculum inhaltlich von den einzelnen Autoren überarbeitet oder von anderen Autoren für diese Auflage zur Verfügung gestellt. Einige Vorträge sind nicht wieder aufgenommen worden; dafür sind in diesem Buch zwei neue Lehreinheiten aus der Komplementärmedizin enthalten: die Chronobiologie und die Manuelle Medizin. Für das letztere Themengebiet liegt auch eine Foliensammlung vor.

Auf einem Seminarkongress in Bonn trafen sich im Januar 2009 Lehrbeauftragte deutschsprachiger Universitäten, um über Themen, Curriculumsentwicklung und Lehrformen zu diskutieren. Die Ergebnisse des Kongresses finden sich auf der Homepage des Forums universitärer Arbeitsgruppen: www.uniforum-naturheilkunde.de. Die Chronobiologie und die Manuelle Medizin haben sich auf dem Kongress als wichtige Fächer herauskristallisiert, die im Rahmen des Querschnittsbereichs 12 und/ oder eines Wahlfachs mit in die Lehre aufgenommen werden können.

Neuer Schwerpunkt Medizindidaktik

Neben dieser Aktualisierung und Erweiterung will das vorliegende Buch aber einen ganz neuen Schwerpunkt setzen. Der erste Teil widmet sich der Medizindidaktik und den Methoden, mit denen die Lehrinhalte spannend und abwechslungsreich vermittelt werden können. Viele medizinische Fakultäten legen inzwischen großen Wert auf die Didaktik. In München an der Ludwig-Maximilians-Universität (LMU) gibt es z. B. einen eigenen Lehrstuhl für Didaktik und Ausbildungsforschung. An der medizinischen Fakultät der Ruhr-Universität Bochum hat das Zentrum für Medizinische Lehre neben der Curriculumsentwicklung und Planungen von neuen Modellstudiengängen einen Schwerpunkt in der Weiterbildung von Lehrenden. Hille Lieverscheidt ist in Bochum für die Veranstaltungen zuständig, die man zur Erlangung des Zertifikats Medizindidaktik benötigt.

Neben den theoretischen Ausführungen von Frau Lieverscheidt sei hier vor allem auf die konkreten Materialien im Anhang ihres Beitrages hingewiesen. Mithilfe dieser lassen sich eine Vorlesung oder ein Seminar gut planen und durchführen. Erst wenn man klare Lernziele für seine Veranstaltung definiert und gleichzeitig darauf achtet, die Inhalte abwechslungsreich und anschaulich zu vermitteln, kann man von guter Lehre sprechen.

Ein zweites und großes neues Kapitel ist das „Lehrbeispiel Klassische Homöopathie" von Martin Frei-Erb und Klaus von Ammon. Das Institut für Komplementärmedizin IKOM (früher: KIKOM) in Bern ist eine Besonderheit in der Forschung und Lehre im Bereich Komplementärmedizin. Hier haben sich vier ÄrztInnen bzw. ProfessorInnen die Institutsleitung aufgeteilt in die vier Fachgebiete Anthroposophische Medizin, Homöopathie, Akupunktur/ TCM und Neuraltherapie. Die vier Fachrichtungen werden den Studierenden in verschiedenen Lehrformen (Plenardidaktik, Seminare, Fallvorstellungen) und über einen längeren Zeitraum vermittelt, was am Beispiel der Homöopathie hier ausführlich abgebildet werden soll (S. 183ff.).

Empfehlungen für die Lehre

Ob alle Themen in einer Vorlesungsreihe abgehandelt werden können und in welchem Umfang die einzelnen Bereiche in den Unterricht aufgenommen werden, müssen Lehrende selbst entscheiden. Das hängt von vielen Faktoren ab. Folgende Empfehlungen sollte man bei der Planung einer Veranstaltung bedenken bzw. versuchen zu berücksichtigen:

- Räumliche Möglichkeiten: Gibt es z. B. eine entsprechende Abteilung in der Klinik/ Praxis, in der sich das eine oder andere Verfahren praktisch demonstrieren lässt?
- Welche Vorlesungen/ Veranstaltungen sind der eigenen Lehrveranstaltung vorangegangen, welche Vorerfahrungen bringen die Studierenden mit?
- Ist man in eigener Praxis tätig und kann evtl. PatientInnen mit zum Unterricht nehmen?
- Jede Veranstaltungsreihe zu einem Thema sollte die zugrundeliegende Theorie, einen „Erfahrungsblock" und wissenschaftliche Evidenz lehren.
- Die Anleitung zur kritischen Auseinandersetzung seitens der Studierenden ist wichtig – Diskussionen zulassen und forcieren!

Der Querschnittbereich 12 ist für die Medizinstudierenden die einzige obligatorische Veranstaltung, in der sie sich mit den Naturheilverfahren beschäftigen müssen bzw. können. Hier kann selbstverständlich keine umfassende Lehre erfolgen. Das Ziel sollte in erster Linie sein, Interesse oder zumindest Offenheit gegenüber diesen Naturheilverfahren zu wecken. Ein früherer Zeitpunkt dieses Querschnittsbereichs auf dem Stundenplan wäre deshalb wünschenswert, um im Laufe des Studiums weitere Lehrveranstaltungen anschließen zu lassen.

Aussichten

Das Curriculum und die Foliensammlung sind Arbeitsmaterialien, die für die Vorbereitung auf eigene Lehrveranstaltungen genutzt werden können.

Mit der Veröffentlichung des vorliegenden Buches und der beigelegten CD verfolgt die Karl und Veronica Carstens-Stiftung ein wichtiges Satzungsziel, nämlich die Integration von Naturheilkunde und Komplementärmedizin in die Lehre der medizinischen Fakultäten.

An dieser Stelle sei allen, die am vorliegenden Curriculum und der Foliensammlung mitgearbeitet haben, für Ihre Mühen herzlich gedankt.

Zeitgemäß lehren und lernen in der medizinischen Ausbildung – Studierenden-orientiert, praxisnah, interaktiv

Hille Lieverscheidt

1. Einleitung

Im Zuge der Reformvorhaben in der medizinischen Ausbildung der Ruhr-Universität Bochum, die im Wintersemester 2003/2004 in einen Modellstudiengang Medizin mündeten, entwickelte sich ein Fortbildungsangebot Medizindidaktik, ohne das die Reformen nicht denkbar gewesen wären.

Im Jahre 2004 schlossen sich die acht Medizinischen Fakultäten in Nordrhein-Westfalen zusammen und entwickelten ein 120-Stunden-Zertifikat für eine Basisqualifizierung Medizindidaktik, die vom Umfang und von der Qualität her mit den Konzepten in Baden-Württemberg abgestimmt war und so eine länderübergreifende Anerkennung möglich machte.

Zurzeit sind über die Gesellschaft für Medizinische Ausbildung (GMA) Bestrebungen für eine bundesweite Vernetzung der medizindidaktischen Angebote im Gange. Zum ersten Mal stellt das Land NRW zusätzliche Gelder für Medizindidaktik zur Verfügung, um das Angebot auszuweiten.

Die Angebote der Ruhr-Universität Bochum werden auch von Lehrenden anderer Medizinberufe (z. B. Physiotherapeuten) wahrgenommen, um die Qualität der eigenen Lehre zu verbessern und sich als Referentin oder Referent beispielsweise durch den Einsatz aktivierender Lehrmethoden vom „Dauermonolog" zu entlasten.

Die meisten Lehrenden der Medizin sind ohne medizindidaktische Vorbereitung ins kalte Wasser der Lehre gesprungen und orientieren sich (oft aus Zeitgründen) in der Art ihrer Lehre an den Kolleginnen und Kollegen der Abteilung oder an dem, was sie selbst als Studierende erlebt haben. Vorlesungen mit ihrer spezifischen „Einbahnstraßen-Kommunikation" beherrschen nach wie vor den Lehralltag. Möglicherweise liegt hier der Grund dafür, dass die Art der Lehre sich seit Jahrzehnten nicht geändert hat.

Viele sind unzufrieden mit dieser Situation und entwickeln eigene kreative Ideen für ihre Lehrveranstaltungen.

Unsere Fortbildungen bieten Gelegenheit, die Art und Weise der bisherigen Lehre zu reflektieren, das beizubehalten, was gut funktioniert und Anregungen für Veränderungen aufzugreifen.

Die Schlagworte im Titel des Beitrags „studierendenorientiert, praxisnah, interaktiv“ markieren die konzeptionellen Eckpfeiler einer zeitgemäßen Lehre, wie sie in vielen Bereichen des Lernens bereits umgesetzt bzw. angestrebt werden. Die Lehrenden an Gymnasien, Universitäten, in der Erwachsenenbildung wie in der Personalentwicklung großer Firmen ergänzen den traditionellen Frontalunterricht durch neue Lernformen, die eine aktive Beteiligung der jeweiligen Zielgruppe ermöglichen. Sie entwickeln eine Haltung, die vom Lernenden (und nicht allein vom Sachgegenstand) ausgeht und seine oder ihre Bedürfnisse und Möglichkeiten berücksichtigt. Sie gestalten die Lehre interaktiv und geben den Lernenden Gelegenheit, sich selbst zu organisieren und Verantwortung für das eigene Lernen zu übernehmen. Sie verknüpfen die Theorie mit der Praxis, um die Theorie anschaulich zu machen und den Zugang dazu zu erleichtern.

Was Lehrende im Lehren leitet, sind gewisse Vorstellungen, Erfahrungen und Annahmen, wie der Stoff vermittelt werden sollte, was von den Studierenden zu erwarten ist und wie sich das Verhältnis Lehrende – Studierende gestaltet.

Im Folgenden charakterisiere ich zwei Extrempositionen zum Lehren und Lernen, um daraus eine praxisorientierte dritte Position abzuleiten. Jede einzelne Position hat ihre Stärken und Schwächen, die kurz angerissen werden. Auf der einen Seite (Kapitel 2) stehen die traditionellen Auffassungen von Lehre, die man auch als „technologische Position“ mit dem Primat der Instruktion bezeichnen kann. Dahinter verbergen sich behavioristische oder kognitivistische Forschungsansätze, die für die Gestaltung gegenstandsbezogener (geschlossener) Lernumgebungen eintreten. Auf der anderen Seite (Kapitel 3) befindet sich die „konstruktivistische Position“ mit dem Primat der Konstruktion, die situierte (offene) Lernumgebungen nahelegt.

Unser Konzept im Modellstudiengang Medizin und in unseren Fortbildungen ist eine Synthese aus beiden Auffassungen (Kapitel 4) und verfolgt verschiedene Wege, um das selbst gesteuerte und kooperative Lernen zu fördern.

Im nächsten Schritt (Kapitel 5) beschreibe ich verschiedene Lernstile von Studierenden und wie sie in Zusammenhang stehen mit bestimmten Lehr- und Prüfungsformen. Kapitel 6 thematisiert die Rolle der Lehrenden, beschreibt ihre didaktisch-methodischen Kompetenzen anhand ausgewählter Methoden und weist auf die Wichtigkeit der sozialen und kommunikativen Kompetenzen hin.

Im Kapitel 7 gehe ich auf den Wandel der Lernkulturen ein und beschreibe in Kapitel 8 die Bedeutung der Themenzentrierten Interaktion für die Gestaltung und Reflektion der Lernprozesse. In Kapitel 9 geht es um das konkrete Vorgehen bei der Planung einer einzelnen Lehrveranstaltung, und im Anhang finden sich dafür nützliche Werkzeuge.

2. Technologische Annahmen über das Lernen

Um die technologische Position des Lernens[1] zu charakterisieren, ist das Bild des Nürnberger Trichters hilfreich. Dahinter steckt die Vorstellung, dass es einen linearen Prozess zwischen Input und Output gibt. Die Lehrenden tragen ihr Thema vor, und in der Prüfung geben die Studierenden im Idealfall das so vermittelte Wissen eins zu eins wieder.

Die technologische Position des Lernens betrachtet den Lehrgegenstand als fertiges, objektiv vorhandenes System, das unabhängig vom Lernenden existiert. Die Aufgabe des Lehrenden besteht darin, nach Fächern geordnet den Stoff systematisch in überschaubare Einheiten zu gliedern, das Vorwissen der Studierenden in Erfahrung zu bringen, vom Allgemeinen zum Spezifischen voranzuschreiten, Beziehungen zwischen den Teilen herzustellen, Wiederholungen bereit zu halten und schließlich eine Evaluierung durchzuführen. Kurz gesagt geht es darum, die Qualität der Instruktion zu verbessern. Während der Lehrende dadurch eine sehr aktive

---

[1] Reinmann, Mandl (2006): 616.

Rolle übernimmt, bleibt dem Lernenden das rezeptive Nachvollziehen der Gedanken des Lehrenden. Der technologische Ansatz impliziert zudem Planbarkeit, Eindeutigkeit, Kontrolle und die Unterscheidung von richtigem und falschem Vorgehen.

Der *Instructional-Design*-Ansatz (ID) als prominentes Beispiel für die technologische Position des Lernens spielt vor allem in der angloamerikanischen Literatur eine wichtige Rolle. Er basiert auf empirischen Forschungsergebnissen, die als Grundlage für genaue Instruktionspläne dienen, „die dem Lehrenden genau sagen, unter welchen Voraussetzungen er welche Instruktionsstrategien und Lehrmethoden einsetzen soll."[2] Dazu gehören eine differenzierte Formulierung von Lernzielen und eine engmaschige Überprüfung der Lernergebnisse. Dieses Konzept findet seinen Niederschlag im „Programmierten Lernen" der 1970er Jahre und im modernen *E-Learning*.

Zu der ersten Generation der ID-Modelle gehört das *Mastery Learning* von Bloom und Kratwohl, das für die empirische Unterrichtsforschung von großer Bedeutung war[3]. Das Lernprogramm ist so aufgebaut, dass auf jede Lehr-Lerneinheit eine Evaluierung erfolgt, die nicht oder falsch Gelerntes feststellt und Maßnahmen vorschlägt, die Lücken zu beseitigen, bevor die nächste Aufgabe bearbeitet werden kann. In diesem System spielt die Hierarchie der Lernziele neben der kontinuierlichen Lerndiagnose eine zentrale Rolle.

Die erste Generation der ID-Modelle folgt der Logik des Behaviorismus und wird von der zweiten Generation abgelöst, die konstruktivistische Ansätze einbezieht und lernerzentrierte Variablen und Rahmenbedingungen berücksichtigt.

Ein Beispiel für die zweite Generation des ID-Ansatzes ist die „Elaborationstheorie" von Reigeluth.[4] Dabei geht es darum, dass die Lernenden kognitive Strukturen aufbauen, indem neue Inhalte vor dem Hintergrund des bestehenden Wissens erworben und in größere Zusammenhänge gestellt werden. Auf jeder Lernstufe spielt das Vorwissen eine zentrale Rolle.

---

[2] Vgl. ebenda: 619.

[3] Zu Bloom und Kratwohl vgl. ebenda: 620.

[4] Vgl. ebenda: 621, 623.

Um diese Theorie in die Praxis umzusetzen, müssen verschiedene Schritte berücksichtigt werden. Es müssen (1) Instruktionsziele definiert werden, (2) eine inhaltlich-konzeptionelle Struktur gewählt, (3) die Hierarchie der Inhalte (Instruktionsgerüst) definiert und (4) dieses Gerüst mit geeigneten Details und Methoden versehen werden. In Schritt 4 spielt die Diagnose des Vorwissens eine entscheidende Rolle und führt in Schritt 5 dazu, einzelne Unterrichtseinheiten den jeweiligen Elaborationsniveaus zuzuordnen. In der Durchführung des Unterrichts müssen schließlich in der einzelnen Unterrichtsstunde (6) die ausgewählten Inhalte auf dem passenden Niveau mit motivierenden Methoden vermittelt werden und zusammenfassende und integrierende Elemente enthalten.

Die Schwachpunkte der technologischen Position des Lernens sind vielfältig. Es gibt keine empirischen Belege, welche die Überlegenheit der streng rationalen Gestaltung des Lernens belegen.[5] Die Linearität zwischen Input und Output ist in Wirklichkeit nicht gegeben. Zahlreiche Gründe können verhindern, dass die Studierenden die Botschaften des Lehrenden aufnehmen, verstehen und behalten. Auf Seiten der Studierenden können das sein: Unaufmerksamkeit, Desinteresse, fehlende fachliche Voraussetzungen, Liebeskummer oder eine bevorstehende Prüfung in einem wichtigen Fach. Wenn dann von Seiten des Lehrenden lange Vorträge gehalten, eine Vielzahl von Folien präsentiert und das Ganze mit monotoner Stimme und wenig Überzeugungskraft vorgetragen wird, ist die Chance des Behaltens noch geringer.

Durch die ungleiche Rollenverteilung zwischen aktiven Lehrenden auf der einen Seite und passiven Studierenden auf der anderen Seite entstehen bei letzteren Demotivation, Reduktion der Eigeninitiative und Verantwortung für das eigene Lernen, Disziplinlosigkeit und nicht zuletzt die von vielen Lehrenden als äußerst störend beklagte Konsumhaltung.

Hinzu kommt, dass der Erwerb von Wissen ohne Kontext oder Anwendungsbezug oftmals zu „trägem Wissen“[6] führt. Das Gelernte steht den Studierenden im Ernstfall nicht oder nur in Teilen zur Verfügung. So entsteht eine Lücke zwischen Wissen und Handeln.

---

[5] Vgl. ebenda: 625.

[6] Ebenda.

3. Konstruktivistische Annahmen über das Lernen

Vielfach werden konstruktivistische Ansätze herangezogen, wenn es darum geht, Lösungen für die oben beschriebenen Missstände zu finden. Der Konstruktivismus hat in den letzten 20 Jahren eine Reihe von Forschungsansätzen und Theorierichtungen entwickelt, die kein eindeutiges Bild ergeben, aber dennoch die folgenden Gemeinsamkeiten haben: Das zu erlernende Wissen ist nicht objektiv, also ein Abbild der Wirklichkeit, sondern eine Konstruktion von Menschen. Indem Menschen miteinander sprechen, verständigen sie sich über ihr „geteiltes Wissen".[7] Lernen findet deshalb immer in bestimmten Situationen statt, hier wird vom „situativen Prozess" gesprochen, in dem z. B. von einer konkreten Aufgabe in einem bestimmten Kontext ausgegangen wird und durch den Austausch untereinander nach Lösungen gesucht und dabei bestimmte Fertigkeiten trainiert werden.

Die Lernenden übernehmen eine aktive Rolle, sie eignen sich das Wissen selbstständig und im eigenen Tempo an. Sie wählen Themenschwerpunkte und Sozialformen nach ihren Lerninteressen. Die Lehrenden gestalten diese „Lernumgebungen" im Vorfeld, stellen Problemsituationen und Werkzeuge zur Lösungssuche zur Verfügung und unterstützen und beraten die Lerngruppe, wenn Schwierigkeiten auftauchen.

Diese Art des selbst gesteuerten Lernens führt sowohl zu neuen Erkenntnissen als auch zu Problemlösungen und trainiert somit Schlüsselqualifikationen für lebenslanges Lernen.

Die *Situated-Cognition*-Bewegung[8] hebt die Wichtigkeit der dialektischen Beziehungen der Lernenden untereinander hervor, die im gemeinsamen Arbeiten Wissen teilen und entwickeln. Der soziale Kontext und die konkrete Situation sind für das Verständnis und das Behalten des Lerngegenstandes entscheidend. Wie nebenbei eignen sich die Lernenden „Denkmuster, Überzeugungen und normative Regeln der entsprechenden Expertenkultur"[9] an, was für die spätere Ausübung des Berufes von großer Bedeutung ist.

---

[7] Ebenda: 626.

[8] Vgl. ebenda: 627.

[9] Ebenda: 629.

Der konstruktivistische Ansatz ist stark lernerzentriert, von daher spielt die Evaluierung eine sehr viel stärkere Rolle als im traditionellen System. Über Feedbackschleifen wird der Prozess des Lernens selbst zum Gegenstand der Reflektion gemacht, die Lernbedingungen werden bewusst und können gestaltet werden.

Es gibt eine Reihe von historischen Vorbildern, die die Prinzipien der Selbstorganisation und des Praxisbezugs bereits Ende des 19. Jahrhunderts formuliert haben. Exemplarisch seien hier John Dewey (1859–1952) für den Amerikanischen Pragmatismus erwähnt und Georg Kerschensteiner (1854–1932)[10] als Vertreter der deutschen Reformpädagogik. Dewey war der Auffassung, dass Lernen immer im sozialen Kontext stattfindet und dass es darum geht, reale Probleme der Gesellschaft zu bewältigen. Er förderte das kooperative Lernen in Projekten, bei denen jeweils ein fächerübergreifendes Problem im Zentrum stand, das die Lernenden besonders interessierte und das sie selbstständig bearbeiteten. So wurden Theorie und Praxis miteinander verbunden, zahlreiche Handlungs- und Erfahrungsmöglichkeiten geboten und nicht zuletzt das demokratische Zusammenleben eingeübt.

Kerschensteiner erklärte „die Selbsttätigkeit zur Grundlage allen Lernens"[11] und gründete die „Arbeitsschule", den Vorläufer der heutigen Berufsschulen. Im Gegensatz zur traditionellen „Buchschule" sollten hier Kenntnisse und Fertigkeiten lebensnah vermittelt werden. So wurden der Realität der Arbeitswelt nahe kommende Lerninhalte bearbeitet und mit manueller Arbeit verknüpft.

* * *

Die Problempunkte der konstruktivistischen Position[12] sind folgende:

1. Es gibt einige empirische Forschungen, die die Ansätze zum situierten Lernen stützen, aber es gibt auch Untersuchungen, die dem entgegenstehen. Manchmal schneiden Lernende in nachfolgenden Wissenstests schlechter ab als die Vergleichsgruppen. Dieser Effekt relativiert sich,

---

[10] Vgl. ebenda: 634.

[11] Ebenda.

[12] Ebenda: 634 ff.

wenn man die Anwendungsüberprüfung auf einen späteren Zeitpunkt verlegt. Hier zeigt sich eher der positive Einfluss des situierten Lernens.
2. Der gemäßigte Konstruktivismus bietet den Lehrenden eine große Bandbreite von Möglichkeiten zur Gestaltung ihrer Lehre. In der Vielfalt liegt die Gefahr der theoretischen Beliebigkeit und der praktischen Ineffektivität sowie einer gewissen Vagheit der Begriffe.
3. Viele Lernende fühlen sich von der Vielzahl der Gestaltungsmöglichkeiten überfordert und vermissen Anleitung und Unterstützung. Das gilt besonders für die Leistungsschwachen. Die Leistungsstarken profitieren stärker von den situierten Lernumgebungen, und damit besteht die Gefahr, dass die Schere zwischen beiden Lerngruppen immer größer wird.
4. Das stärkste Argument gegen diesen Ansatz besteht in dem hohen Ressourcenverbrauch. Um kleine Gruppen intensiv zu betreuen, ist mehr Personal erforderlich als z. B. in einer Vorlesung mit 300 Studierenden.

4. Die Integration der konträren Ansätze und die Rolle des Problemorientierten Lernens

Die beiden beschriebenen Ansätze haben ihre je eigene Logik, ihre Vorteile und ihre Schwächen. Da Lernen und Lehren immer gleichzeitig stattfinden, sollten die Lehrenden in ihrer Eigenschaft als *Reflective Practitioners*[13] Lernarrangements schaffen, in denen sich die Vorteile beider Positionen sinnvoll ergänzen. Eine gemäßigt konstruktivistische Position, die auch als wissensbasierter Konstruktivismus bezeichnet wird, kann auf „instruktionale Anleitung und Unterstützung"[14] nicht verzichten, denn es braucht eine ausreichende Wissensbasis, um im persönlichen Lernprozess Bedeutungen zu konstruieren.

Das „Problemorientierte Lernen" (POL) gilt als ideales Leitprinzip, um die beiden extremen Positionen sinnvoll zu integrieren. Es hat das Potential, in Fallbeispielen aus der Praxis anwendbares Wissen zu generieren, die dafür notwendigen Fertigkeiten zu trainieren und das entsprechende

[13] Schön in ebenda: 636.

[14] Resnick, Williams, Hall in ebenda: 638.

Fachwissen in einem ganzheitlichen Lernprozess einzubeziehen. In der medizinischen Lehre steht immer eine Patientengeschichte im Vordergrund.

Der Begriff Problemorientiertes Lernen (Englisch: *Problem-Based Learning*, PBL) ist nicht scharf umrissen, und es gibt zahlreiche Spielarten. Barrows[15] unterscheidet folgende drei Varianten:

a) *Lecture-Based Cases*: Hier werden Patientengeschichten zur Veranschaulichung des jeweiligen Stoffgebiets eingesetzt – eine weit verbreitete Praxis auch in klassischen Regelstudiengängen der Medizin.
b) *Case-Based Lectures*: Hier werden die Inhalte anhand eines Falles entwickelt und erläutert.
c) *Case Method*: Hier werden exemplarische Fälle, verschiedene Problemstellungen und Lösungsmöglichkeiten präsentiert und diskutiert.

Diese Varianten unterscheiden sich in dem Maße, wie der Lehrstoff aus der Sicht des Lehrenden vorstrukturiert ist und in wieweit Möglichkeiten zur aktiven Problemlösung durch die Lernenden geboten werden.

Das Problemorientierte Lernen im engeren Sinne, so wie es an der Ruhr-Universität Bochum im Regel- und Modellstudiengang eingesetzt wird, lässt den Lernenden mehr Spielraum als die oben genannten Beispiele. In Kleingruppen von 7–10 Studierenden, unterstützt durch einen Tutor, bearbeiten sie Patientengeschichten (*Paper Cases*) nach einem Sieben-Schritte-System (Abb. 1).

Die Studierenden rekapitulieren ihr Vorwissen, stellen Zusammenhänge her, erfragen Hintergrundinformationen und setzen sich eigene Lernziele, die sie im Laufe einer Woche, begleitet durch entsprechende Lehrveranstaltungen, bearbeiten (Schritte 1–6). In der darauf folgenden Woche diskutieren sie die Ergebnisse ihrer Recherche (Schritt 7). Im abschließenden Feedback reflektieren sie die Qualität der Arbeitsergebnisse und der Zusammenarbeit in der Gruppe.

---

[15] Ebenda: 639.

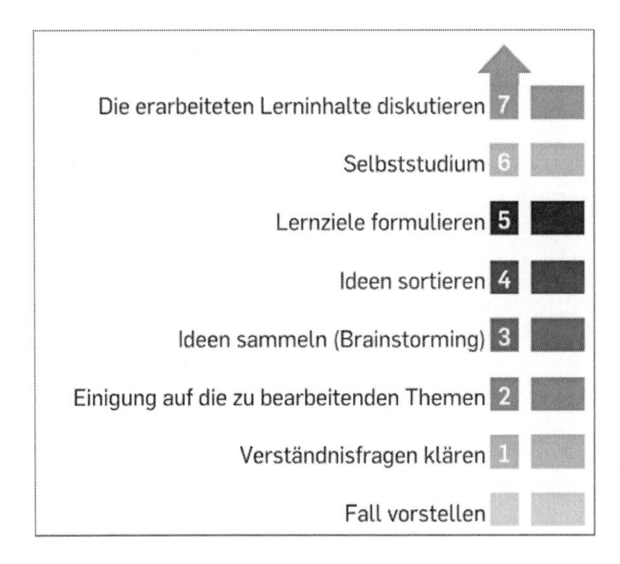

Abb. 1: Die sieben Schritte des Problemorientierten Lernens

Die Ziele des Problemorientierten Lernens sind:
- **Den eigenen Lerninteressen folgen**
  - Am Vorwissen anknüpfen
  - Lernmotivation steigern
- **Klinisches und fallbezogenes Denken üben**
  - Wissen begreifen, vertiefen, hinterfragen
  - Kontext für Wissenserwerb herstellen
- **Teamarbeit verbessern**
- **Eigenstudium strukturieren**
  - Problemlösungsstrategien entwickeln
  - Selbstmanagement

Die verschiedenen POL-Curricula unterscheiden sich durch Dauer und Kontinuität und durch den Grad der Selbstständigkeit, der den Studierenden abverlangt oder zugetraut wird. Einige Varianten arbeiten mit detaillierten Leselisten incl. Seitenangaben, andere erwarten von den Studierenden, dass sie unterschiedliche Quellen nutzen, benennen und bewerten lernen. Seit 1969 in Kanada zum ersten Mal ein POL-basiertes Curriculum eingeführt wurde, hat die Methode weltweit Verbreitung gefunden. 1997 „hatten 70 % aller amerikanischen Fakultäten POL in ihre Curricula integriert.“[16] In Deutschland wurde im Jahre 1992 POL an der Universität Witten-Herdecke eingeführt, die sich an der Struktur der Universität Maastricht (Niederlande) orientierte. Eine Reihe von Modellstudiengängen übernahm ab der Jahrtausendwende POL in ihre Lehre, und inzwischen ist es auch in verschiedenen Regelstudiengängen zu finden.

An der Ruhr-Universität Bochum gibt es zwei Varianten von POL, die sich in Funktion und Konzeption unterscheiden[17]:

POL im Regelstudiengang	**POL im Modellstudiengang**
– Seit SoSe 2002 – Ende 4. Semester – 7 Wochen – 6 Fälle – Ca. 240 Studierende – Ca. 35 TutorInnen aus Vorklinik und Klinik	– Seit WS 2003/2004 – 4. Semester – Jede Woche – Ca. 65 Fälle – 2 x 42 Studierende – 12/24 TutorInnen
Seminare mit klinischen Bezügen	Modellklausel der Approbationsordnung

Die Funktion des Problemorientierten Lernens stellt sich in den beiden Varianten folgendermaßen dar:

POL im Regelstudiengang	**POL im Modellstudiengang**
– Klinische Bezüge für die „Vorklinik“ • Anwendung des vorklinischen Wissens • Wiederholung und Vertiefung der Grundlagen • Vorbereitung M1 • Vorbereitung auf die Klinik	– Strukturierendes Element • Vor- und Nachbereitung des gesamten Unterrichts • Klinischer Kontext für die Grundlagen • Passende Prüfungen

[16] Gehlhar (2012): 3; Kelson, Distlehorst (2000).

[17] Lieverscheidt, Streitlein-Böhme, Huenges (o. J.): 52–56.

Angesichts des personellen Aufwands in Planung und Durchführung wird oft die Frage gestellt, ob POL den traditionellen Lehrformen wie Vorlesungen, Seminaren und Praktika überlegen ist. Der Nachweis ist nicht leicht zu führen, weil POL-Curricula zum Teil weitreichendere Ziele verfolgen als traditionelle Curricula. Während traditionelle Curricula in Deutschland den Focus auf das fachsystematisch vermittelte vorklinische und klinische Wissen legen, wollen POL-Curricula das vorklinische Wissen im Kontext klinischer Fälle und interdisziplinär vermitteln. Neben dem Erwerb des Wissens sollen die Problemlösefähigkeit, die Teamfähigkeit sowie didaktische Fähigkeiten trainiert werden.

Kirsten Gehlhar hat in ihrem Leitfaden für Problemorientiertes Lernen der European Medical School Oldenburg-Groningen den Forschungsstand zu POL wie folgt zusammengefasst[18]:

> Trotz intensiver Forschung auf diesem Gebiet[19] ist bis heute nicht eindeutig gezeigt, dass Studierende aus POL-basierten Curricula mit signifikant mehr Wissen oder besseren klinischen Fertigkeiten aus ihrem Studium hervorgehen. (...) Allerdings zeigen sich die Absolventen in einigen Studien überlegen, wenn es auf die Anwendung von Wissen ankommt, wenn es darum geht, sich selbst auf den aktuellen Wissensstand zu bringen oder wenn soziale Dimensionen beurteilt werden.[20] Viele Studien konnten zeigen, dass sowohl Studierende als auch Lehrende mit der POL-Methode hoch zufrieden sind.[21]

Ein Vergleich der Abschlüsse der ersten drei Jahrgänge des Modellstudiengangs mit denen des Regelstudiengangs an der Ruhr-Universität Bochum zeigt, dass die Studierenden des Modellstudiengangs im 2. Staatsexamen mit nahezu gleicher Punktzahl abschneiden. Bemerkenswert ist jedoch, dass 73,8 % der Studierenden des Modellstudiengangs in Mindeststudien-

---

[18] Gehlhar (2012): 4.

[19] Reviews nach Gehlhar von Albanese, Mitchell (1993); Colliver (2000); Dochy, Segers, van den Bossche, Gijbels (2003); Norman, Schmidt (2000); Vernon, Blake (1993).

[20] Koh, Khoo, Wong, Koh (2008b).

[21] Nandi, Chan, Chan, Chan (2000).

zeit zum Abschluss kamen, während die Quoten im Regelstudiengang bei 37,9 % (Immatrikulation 2004) bzw. 36,8 % (Immatrikulation 2005) lagen.[22]

5. Die Lernstile der Studierenden

Die Lernstile der Studierenden entwickeln sich einerseits nach individuellen Vorlieben und Fähigkeiten und andererseits als Reaktion auf vorgefundene Lernkulturen in Schule und Universität.

Eine wesentliche Kritik an der technologischen Position des Lernens in ihrer radikalen Variante ist die Erzeugung „trägen Wissens". Wenn das Fachwissen ausschließlich fachsystematisch, d. h. ohne Anwendungsbezug, ohne konkrete Fälle und Situationen vermittelt wird, steht den Studierenden dieses Wissen zur Problemlösung im Anwendungsfall nicht zur Verfügung.

Das liegt auch daran, dass die einzelnen Fächer in ihrer Systematik immer nur einen Teilaspekt eines zu lösenden Problems abdecken. Medizinische Probleme sind jedoch per se interdisziplinär. Und was in der Klinik selbstverständlich ist (Konferenzen verschiedener Fachleute, um schwierige Fragen zu klären), sollte auch für die Lehre selbstverständlich sein bzw. werden.

Die Art der Prüfungen, speziell das M 1-Examen, aber mehr noch die Klausuren einzelner Fächer, haben an der Erzeugung „trägen Wissens" einen wesentlichen Anteil. Sie prüfen im bekannten Multiple Choice-Verfahren in ihrer Fachsystematik das Wissen der vorklinischen Fächer. Sie gehen nicht von der Frage aus, was der Studierende aus dem jeweiligen Fach wissen muss, um seine medizinischen Fragen zu verstehen und seine Probleme zu lösen. Vielfach werden die Grundlagen ohne Anwendungsbezug gelehrt und in einer Tiefe vermittelt, die unangemessen ist. Damit werden insbesondere viele Studienanfänger überfordert und demotiviert. Sie eignen sich das *Surface Level Learning*[23] an, weil die Stoffmenge enorm ist und die Zusammenhänge mit dem Arbeitsalltag in der Klinik nicht er-

[22] Köster et al. (2012).

[23] „Göteburg-Gruppe" um Marton, nach Berendt (1994): 8.

kennbar sind. Beim *Surface Level Learning* lernen die Studierenden lediglich die Fakten auswendig, ohne sich um ein tieferes Verständnis zu bemühen. Im Multiple Choice-Verfahren wir das solcherart auswendig gelernte Wissen reproduziert und alsbald vergessen.

Demgegenüber steht das *Deep Level Learning*, bei dem es um das Verstehen von Zusammenhängen, um Transferleistungen und um das selbstständige Generieren von Lösungsmöglichkeiten geht. Diese komplexen Denkleistungen werden im medizinischen Arbeitsalltag ständig gebraucht. Sie werden aber mit der traditionellen Lehre in vielen Fällen nicht vermittelt – es sei denn, diese wird mit konstruktivistischen Elementen kombiniert. Es gibt ein „Gesetz", das besagt: wie geprüft, so gelernt oder: *Assessment drives curriculum.* Aus diesem Grunde sind an vielen Universitäten neue Prüfungsformen entwickelt worden, die praktische Fertigkeiten, kommunikative Kompetenzen und professionelles Verhalten messbar machen. Wenn diese wichtigen Fähigkeiten nicht geprüft werden, beschäftigen sich die Studierenden nicht ernsthaft damit.

Die Ärztliche Approbationsordnung schreibt in der Fassung von 2002 vor, dass in mündlichen Prüfungen im ersten Abschnitt der Ausbildung „auch praktische und fächerübergreifende Fragen zu stellen sind"[24] und dass die Studierenden zeigen sollen, dass sie die Grundsätze des Fachgebiets (z. B. Physiologie) beherrschen und ihre Bedeutung für klinische Zusammenhänge erfassen. Deshalb sollten sie in möglichst vielen Lehrveranstaltungen Übungsmöglichkeiten haben, um schließlich für die Prüfung gerüstet zu sein.

Auch unabhängig von den vorgefundenen Lernumgebungen in Schule und Universität entwickeln Studierende ihren individuellen Lernstil. Die einen brauchen die Systematik und die Anleitung, die anderen Freiraum zum eigenständigen Problemlösen. Zu Beginn des Studiums können die Lehrenden nicht davon ausgehen, dass die Studierenden umfassend Lerntechniken für das selbstgesteuerte Lernen entwickelt haben. Viele Gymnasien haben den traditionellen Frontalunterricht inzwischen durch schülerorientierte Lehrverfahren ergänzt, und dennoch kommen viele Studierende mit einer eher rezeptiven Erwartungshaltung an die Universität. Sie be-

[24] AApprO 2002 § 24 Abs. 2

gnügen sich „mit einer minimalistischen (eher passiven) Wissensaufnahme und vermeiden die für selbstgesteuertes Lernen erforderliche erhöhte Anstrengung."[25] Viele müssen die Selbstorganisation erst bzw. wieder lernen. Aus diesem Grunde sollte sie zusammen mit anderen Fertigkeiten z. B. im Problemorientierten Lernen vermittelt werden. Daraus folgt, dass die Mischung aus Instruktion und Konstruktion eine große Bandbreite möglicher Lernstile abdeckt. Hierfür gibt es eine Reihe von empirischen Belegen.

Metaanalysen zu Gruppenarbeit in Schulen zeigen, dass „die Zusammenarbeit in Gruppen insgesamt betrachtet günstige Effekte auf Leistung und Produktivität der Lernenden, auf ihr psychisches Wohlbefinden und ihre Selbstwertschätzung sowie auf ihre Einstellungen sowohl zur Gruppenarbeit als auch zum Lernen hat".[26]

Eine Untersuchung zum Problemorientierten Lernen, das an der Universität München in bereits laufende Lehrveranstaltungen integriert wurde, bewirkte „nicht nur eine hohe Akzeptanz bei allen Beteiligten sondern führte auch zu einem deutlich verbesserten Lernerfolg".[27]

6. Die neue Rolle der Lehrenden

Lehrende, die einen aktiven Beitrag zur Verbesserung der medizinischen Lehre leisten wollen, brauchen dafür zusätzliche Kompetenzen. Zur vertrauten Expertenrolle für ihr Fach kommt die des Lernhelfers hinzu, der sich wie beim POL fachlich zurückhält und die Gruppe darin unterstützt, sich selbst zu organisieren und zu guten Lernergebnissen zu kommen. Wichtig ist dabei die Haltung der Lehrenden. Neugier auf die Gedankengänge der Gruppe, Vertrauen in die Kompetenzen der Studierenden und eine Begegnung auf Augenhöhe sind förderlich für die Entwicklung der Gruppe.[28]

---

[25] Reinmann, Mandl (2006): 651.

[26] z. B. Cohen (1994), Slavin (1995) in ebenda: 650.

[27] Putz, Mandl, Bruckmoser, Fischer, Peter (1998) in ebenda: 644.

[28] Vgl. Lieverscheidt et al. (2011).

6.1 Methodische Kenntnisse

Es gibt zahlreiche aktivierende Lehrverfahren, die den Lernenden die Möglichkeit bieten, in den Lehrveranstaltungen eine aktive Rolle zu übernehmen. Einige dieser Methoden sollen hier exemplarisch vorgestellt werden. Sie sind überall dort einsetzbar, wo Gruppen gemeinsam lernen: in Schulen ebenso wie in der Erwachsenenbildung, in Betrieben und Universitäten. Wir setzen sie in den medizindidaktischen Fortbildungen ein, reflektieren ihre Brauchbarkeit für das jeweilige Fach oder die Art der Veranstaltung und erproben sie im Lehralltag.

Viele Methoden sind bekannt, einige weniger, andere werden im Laufe der Arbeit neu entwickelt.

Das weit verbreitete **Brainstorming**[29] bietet die Möglichkeit, Ideen zu einem Thema zu sammeln, die Gruppe auf die Fragestellung zu fokussieren und das Vorwissen in Erfahrung zu bringen. Brainstorming eignet sich am besten in Gruppen bis zu 21 Personen.

Die Formen der **Gruppenarbeit**, in denen Kleingruppen an einem oder an verschiedenen Themen arbeiten, sind vielfältig. Die Gruppenarbeit sollte mit Aufgabenzetteln gut vorbereitet sein und klare zeitliche Vorgaben enthalten. Sie sollte in einem Seminar von 90 Minuten ca. 20–30 Minuten betragen, um noch ausreichend Zeit für die Vorstellung und Diskussion der Arbeitsergebnisse im Plenum zu haben. In der Gruppenarbeit haben die Studierenden zeitlich gesehen die beste Gelegenheit, laut zu denken, ihre Kenntnisse einzubringen und ihre Meinung zu formulieren. Jedes eigenständige Formulieren der Gedanken ist ein Probehandeln für den Ernstfall im Arbeitsalltag oder in der mündlich-praktischen Prüfung. Die Reaktion der anderen Gruppenmitglieder oder der Lehrperson macht deutlich, ob die jeweiligen Sachverhalte verständlich und sachlich richtig formuliert worden sind.

Eine besondere Spielart der Gruppenarbeit ist das **Gruppenpuzzle.** Auch diese Methode erfordert eine sorgfältige inhaltliche und zeitliche Planung durch die Lehrenden; sie gestalten mit den Unterlagen und der Organisation des Ablaufs eine Lernumgebung, die den Studierenden im

---

[29] Siehe z. B. Anhang, Anlage 5.

Seminarraum größtmögliche Eigenaktivität und Verantwortung bietet. Während sich die Studierenden als Experten für ein Teilthema mit einer bestimmten Fragestellung in einem definierten zeitlichen Rahmen befassen, ist der/die Lehrende frei und kann hier und da zuhören und die Gruppen bei Bedarf unterstützen. Nach dieser ersten Phase der Arbeit an einem Teilthema werden die Gruppen neu zusammengesetzt, so dass vier oder fünf Teilthemen in jeder neuen Gruppe vertreten sind und jeder Experte/jede Expertin dafür verantwortlich ist, sein/ihr Thema so zu vertreten, dass die anderen es verstehen und dass sich ein Gesamtbild ergibt. Damit ist jedes Gruppenmitglied wichtig für die Ergebnisse der Gruppe, keiner kann sich rausziehen. Je nach zeitlichem Rahmen und Kontext kann sich eine Plenumsphase anschließen oder auch eine Klausur geschrieben werden.

Diese Methode[30] wurde in den USA in den 1970er Jahren von Ellison Aronson in Austin (Texas) entwickelt, um kooperatives Lernen in Schulen zu fördern, in denen nach der Aufhebung der Rassentrennung Afroamerikaner, Weiße und Latinos zum ersten Mal gemeinsam unterrichtet wurden. Mithilfe des Gruppenpuzzles (*Jigsaw*-Methode) stärkten die Schülerinnen und Schüler ihr Selbstbewusstsein und bauten Vorurteile ab. Sie lernten, Verantwortung für das eigene Lernen und für das Lernen der Gruppe zu übernehmen

Murmelgruppen (Bienenkorb oder *Buzz Groups*) lassen sich zu jeder Zeit in jeder Lehrveranstaltung einsetzen. Sie brauchen nur wenige Minuten lang zu sein, alle reden gleichzeitig, deshalb die Bezeichnung Bienenkorb. Murmelgruppen unterbrechen den Vortrag des Lehrenden zum Austausch mit dem Sitznachbarn über eine wichtige Fragestellung. Sie sind gut dazu geeignet, vor der Befragung einzelner Studierender im Hörsaal die Hemmschwelle, vor einer großen Gruppe zu sprechen, zu senken. Sie stellen die Konzentration wieder her oder wecken die Neugier für die Fortführung des Vortrags.

---

[30] Wikipedia, Stichwort Gruppenpuzzle, Stand: 16.02.2010. Dort finden sich zahlreiche weitere Literaturangaben und Weblinks zum Gruppenpuzzle (z. B. Methodensammlungen für die Lehrerausbildung oder für die Hochschuldidaktik, Ergebnisse aus der Lehrforschung).

Rollenspiele sind eine besonders gute Möglichkeit des Probehandelns, um schwierige Live-Situationen zu üben. Auch sie brauchen eine gute Vorbereitung und ein klar definiertes Setting von Vertrauen und Respekt, um den gewünschten Lerneffekt zu erzielen. Leider haben viele Studierende keine guten Erfahrungen mit Rollenspielen gemacht und trauen sich nicht oder weigern sich glatt mitzuwirken. Die Angst, etwas falsch zu machen und sich vor der Gruppe zu blamieren, ist groß. In dieser Situation helfen nur eine sorgfältige Vorbereitung und der Aufbau einer tragfähigen Beziehung zwischen dem/der Lehrenden und der Gruppe. Wenn genug Vertrauen da ist und der Umgang mit Fehlern geklärt ist, macht die Interaktion im Rollenspiel das Lerngeschehen lebendig und anschaulich. Es zeigt sich meistens, dass nicht nur eine bestimmte Lösung richtig ist, sondern dass es Spielräume gibt. Rollenspiele können das Selbstvertrauen in die eigenen Fähigkeiten stärken und/oder neue Denkanstöße geben.

Die **Triade** als Sonderform des Rollenspiels bietet wie die Murmelgruppe einen gewissen Schutz der Privatsphäre, weil alle Dreiergruppen gleichzeitig üben und mögliche Fehler nur von zwei anderen wahrgenommen werden. Sie kann als Vorform für ein Rollenspiel im Plenum genutzt werden, das dann besonders mutige Studierende vorführen. Man könnte auch im Vorfeld drei Studierende ansprechen, die bereit sind, die Struktur der Rollenspiele als Beispiel vor Beginn der Übung zu demonstrieren.

Bei der Triade gibt es drei Rollen: A, B und C. Die Aufgabe könnte sein, dass jede/jeder vorab in Einzelarbeit eine Situation definiert, in der sie/er einer Person Feedback geben muss. Die Situation sollte „mittelschwer sein". Eine Person übernimmt die Rolle von A und informiert B bezüglich der Rolle und der Situation (z. B.: „Du bist Student XY, der sich leicht überschätzt, ich bin Dozent und muss Dir eine Rückmeldung zu Deinen Leistungen geben."). Dann gibt A im eigentlichen Rollenspiel B Feedback, C ist Beobachter und achtet u. a. auf die Körpersprache.

Nach der gespielten Interaktion gibt als erster A den beiden anderen eine Rückmeldung zur Spielsituation, wie er/sie sich gefühlt hat, ob das Ergebnis geglückt ist oder nicht, ob das Spiel nahe an der Realität war oder nicht. Dann beschreibt B, ob und wie das Feedback angekommen ist und wie er/sie sich dabei gefühlt hat. Zum Schluss berichtet C aus seiner/ihrer Perspektive. Dann wechseln die Rollen, so dass jede Person einmal in jeder

Rolle war. Anschließend werden im Plenum die Erfahrungen aus den Dreiergruppen ausgetauscht und offene Fragen geklärt.

Eine Reihe von anderen Methoden definiert den Rahmen der Lehrveranstaltung bzw. steuert den Lernprozess. Diese sind für das Verhältnis der Lehrkraft zur Gruppe von immenser Bedeutung. Hierzu gehören die Abfrage der Erwartungen der Studierenden, die Zielkommunikation der Lehrenden und das Feedback zwischendurch oder am Ende der Lehrveranstaltung. Für das Feedback gibt es viele Variationen, je nach Bedarf und zur Verfügung stehender Zeit. Wenn wenig Zeit ist, reichen möglicherweise Handzeichen, um einen Überblick über die Gruppenmeinung zu bekommen. Wenn es wichtig ist zu erfahren, ob z. B. in einer Vorlesung eine wichtige Botschaft angekommen ist, kann das in einem *One Minute Paper*[31] abgefragt, nach der Lehrveranstaltung ausgewertet und in der nächsten Lehrveranstaltung aufgegriffen werden. Solche Erfahrungen honorieren Studierende durch ihre Mitwirkung, weil sie merken, dass sie ernst genommen werden und Einfluss nehmen können.

6.2 Kommunikative und soziale Kompetenzen

Für alle Dozentinnen und Dozenten ist der Umgang mit schwierigen Situationen in Lehrveranstaltungen ein wichtiges Thema, das in vielen unserer Fortbildungsangebote angesprochen wird. Die Lösungen bzw. die Prävention von schwierigen Situationen können in der Auswahl geeigneter Lehrverfahren, in einem schlüssigen Curriculum und/oder in kommunikativen bzw. gruppendynamischen Interventionen zu finden sein.

Mit unseren Fortbildungsangeboten „Erfolgreich kommunizieren in der medizinischen Lehre" und „Gruppendynamik in Lehrveranstaltungen – der Gruppe auf die Sprünge helfen" geben wir den Lehrenden Gelegenheit, das eigene Repertoire an kommunikativen und sozialen Kompetenzen zu reflektieren und einige Anregungen für den eigenen Lehralltag mit nach Hause zu nehmen. Damit hoffen wir, auf der Ebene der Dozentenfortbildung einen Beitrag zu leisten zu der Forderung des Baseler Consensus-

[31] Angelo, Cross (1993).

Statements[32], den kommunikativen und sozialen Kompetenzen in der Ausbildung der Studierenden der Medizin einen größeren Stellenwert einzuräumen.

Die Notwendigkeit einer qualifizierten Arzt-Patientenkommunikation streitet heute niemand mehr ab, da sich erwiesen hat, dass die Heilung und die Zufriedenheit der Patienten wesentlich davon abhängen, wie gut er oder sie sich verstanden fühlt.

Im Modellstudiengang Medizin an der Ruhr-Universität Bochum werden seit dem Wintersemester 2003/2004 im Strang „Ärztliche Interaktion" die kommunikativen Kompetenzen der Studierenden systematisch vom ersten bis zum letzten Semester vermittelt und in kleinen Gruppen mit Video-Feedback intensiv geübt.

Das Konzept der einzelnen Semester ist aufbauend zwischen den Abteilungen der Medizinischen Psychologie, der Allgemeinmedizin und der Psychosomatik abgestimmt. Die Grundlagen der Kommunikation und des Gesprächsverhaltens werden im ersten Jahr gelegt und von niedergelassenen Psychotherapeuten und der Medizinischen Psychologie vermittelt. Im dritten Semester geht es um den adäquaten Umgang mit Emotionen im Verhältnis von Arzt/Ärztin und Patient/Patientin (Allgemeinmedizin). Im vierten Semester stehen pathologische Interaktionen, psychiatrische und psychosomatische Krankheitsbilder im Fokus, gefolgt von Gesprächen mit Angehörigen und über Sexualität im fünften Semester. Vom sechsten bis zehnten Semester bieten Angehörige unterschiedlicher klinischer Fächer und Praktiker Gruppensitzungen zu Fallsupervisionen im Sinne einer Balint-Gruppe an, um den Umgang mit Patientinnen und Patienten zu reflektieren. Das Konzept des dritten Semesters soll hier beispielhaft skizziert werden[33]:

---

[32] Das Baseler Consensus-Statement „Kommunikative und soziale Kompetenzen im Medizinstudium" definiert detailreich Kompetenzen in den Bereichen Sozialverhalten und Kommunikation, soziale Verantwortung, Selbstreflexion sowie in den Bereichen Arzt-Patientenbeziehung, Teamarbeit, Persönlichkeit und Professionalität, Urteilsbildung und Entscheidungsfindung (vgl. Kiessling et al. 2008).

[33] Veit et al. (2009).

Drittes Semester: Adäquater Umgang mit Emotionen

Die Lehrveranstaltung findet in sechs Blöcken zu je vier Unterrichtsstunden in Siebenergruppen statt und orientiert sich an den Leitaffekten Angst, Ärger, Scham, Trauer und Aggression. Es gibt eine theoretische Einführung, die an den Erfahrungen der Studierenden im Umgang mit den Emotionen anknüpft. An konkreten Fallbeispielen aus der allgemeinmedizinischen Praxis, die konkrete Spielanweisungen für die Rolle des Arztes/ des Patienten enthalten, schlüpfen die Studierenden in beide Rollen. Sie lernen dabei, sich in andere hineinzuversetzen, die eigenen Gefühle wahrzunehmen und die Wechselwirkung mit den Gefühlen der Patienten zu verstehen. Die Rollenspiele werden auf Video aufgenommen und anschließend ausgewertet. So lernen die Studierenden, sich in angemessener Weise auf die Patientinnen und Patienten einzustellen, um eine vertrauensvolle Beziehung aufzubauen und zu einer bestmöglichen Diagnose und Therapie zu kommen. Sie lernen z. B., dass unterschiedlich veranlagte Patienten sehr verschieden auf dieselbe Diagnose Diabetes mellitus reagieren können. Eher ängstlich geprägte Menschen befürchten eine katastrophale Entwicklung für die Zukunft, andere werden mit dem Arzt um die richtige Behandlung streiten, und eher traurige Patienten werden die Krankheit als Strafe sehen.
Die Studierenden zeigen in der Durchführung der Lehrveranstaltung eine große Offenheit für die Selbstreflexion, sie bewerten die Veranstaltung durchschnittlich zwischen 1 und 2 auf der Schulnotenskala und äußern sich erleichtert, dass sie die Emotionen nicht unterdrücken müssen, sondern lernen, sie wahrzunehmen und als wertvoll zu begreifen, um eine vertrauensvolle Beziehung aufzubauen.
Es hat sich als positiv erwiesen, wenn Dozenten mit langjähriger Erfahrung durchgehend mit einer Studierendengruppe arbeiten, um auch hier den Beziehungsaspekt zu betonen und Vertrauen untereinander aufzubauen.

Dieser Ausschnitt aus dem Bochumer Konzept der Ärztlichen Interaktion veranschaulicht die Arbeitsweise und Sinnhaftigkeit eines intensiven longitudinalen Trainings. Absolventen des Modellstudiums der Ruhr-Universität Bochum heben dieses Element retrospektiv sehr positiv für die Arbeit mit den Patienten in der Klinik hervor – nach dem Motto: Was nützt mir all mein Wissen, wenn ich es nicht angemessen einsetzen kann!

Das oben erwähnte Baseler Consensus-Statement ist in einem weiteren Arbeitsschritt in ein longitudinales, bolognakompatibles Modell-Curriculum[34] überführt worden, um für alle Planer und Entwickler Beispiele zu geben, wie ein solches Curriculum aussehen könnte, welche didaktischen Konzepte und Prüfungen sich dafür eignen und wann welches Ausbildungsziel im Lehrplan untergebracht werden kann. Jede Fakultät, die so ein Konzept erarbeiten möchte, braucht dazu eine fachübergreifende Arbeitsgruppe und muss abschätzen, welche personellen, räumlichen und zeitlichen Ressourcen zur Verfügung stehen.

7. Der Wandel der Lernkulturen

Betrachtet man die historische Entwicklung der medizinischen Lehre in Ausschnitten[35], so kann man bezogen auf die USA und Europa im 18. und 19. Jahrhundert vom „*Apprenticeship*-Modell" sprechen. In diesem Modell bildet der Praktiker den Lernenden gemäß seinen Erfahrungen und seiner Expertise im Arbeitsalltag aus, ohne einem Curriculum oder definierten Regularien zu folgen. Zu Beginn des 20. Jahrhunderts wurden in den USA erstmalig Qualitätsstandards für die medizinische Ausbildung definiert. Abraham Flexner empfahl 1910 in seinem Bericht für die Carnegie Foundation, als Eingangsvoraussetzung für das Studium einen Bachelor-Abschluss in Naturwissenschaften zu verlangen und für die vorklinische Lehre zwei Jahre und die klinische Ausbildung mit engem Patientenkontakt ebenfalls zwei Jahre anzusetzen. Diese Aufteilung in naturwissenschaftliche Grundlagen und klinische Aufbauphase prägt viele Ausbildungskonzepte in den USA, Kanada und Europa bis heute. Das führt so weit, dass die Studierenden die Relevanz mancher Grundlagen und ihre Bedeutung für die klinischen Fragestellungen nicht begreifen und das Interesse am Medizinstudium verlieren.

In den 50er Jahren des 20. Jahrhunderts entwickelte die Case Western Reserve University in Cleveland, Ohio einen integrierten Studiengang und plante ein Curriculum mit kontinuierlich aufeinander aufbauenden Elementen, das klinische und vorklinische Lehre miteinander verband und

---

[34] Bachmann et al. (2009).

[35] Kusurkar (2012): 737 ff.

interdisziplinär unterrichtete. Die Studierenden sollten lernen, Probleme zu lösen und Verantwortung für das eigene Lernen zu übernehmen.

In den 1970er Jahren folgten Modelle des Problemorientierten Lernens (s. Kapitel 4) und Ende des Jahrtausends das Modell der Lernspirale (Harden) mit der Struktur des Curriculums in Form eines Z (klinische und vorklinische Lehre integriert) anstelle des H-Modells, in dem zuerst die Vorklinik die Grundlagen legt (unter dem Strich des H) und dann die klinische Lehre folgt. Harden von der Dundee Universität in Schottland empfiehlt das *SPICES*-Modell[36] als Vorbild für die Entwicklung von Curricula. Dabei steht S für *Student-Centred Teaching*, P für *Problem-Based Learning*, I für *Integrated Curriculum* (der verschiedenen Fachdisziplinen), C für *Community-Based Teaching*, E für *Electives*, also Wahlmöglichkeiten und S für *Systematic Methods*.

Das *SPICES*-Modell enthält alle heutigen Qualitätsvorstellungen einer guten Lehre in der Medizin. Ausgehend von dem, was zukünftige Ärztinnen und Ärzte können müssen und was sie als Studierende zum Lernen brauchen, um diese Kompetenzen zu erwerben, entsteht ein Curriculum, das Vorklinik und Klinik integriert und den Unterricht der einzelnen Fächer sinnvoll verknüpft. Die Lehre beschränkt sich nicht nur auf klinische Fragestellungen, sondern bezieht ganz zentral die Besonderheiten der ärztlichen Versorgung durch niedergelassene Ärzte mit ein. Der Lehrplan enthält Elemente zur Schwerpunktbildung nach individuellen Interessen der Studierenden, er ist systematisch aufgebaut und standardisiert. Diese Prinzipien sind heute noch aktuell und eine große Herausforderung für jeden Lehrkörper.

Fasst eine Abteilung, eine Fakultät oder gar die ganze Universität den Entschluss, die vorhandene Lehrkultur z. B. anhand des *SPICES*-Modells zu revidieren, so ist damit ein nicht unerheblicher zeitlicher Aufwand verbunden. Die Lehrenden müssen sich in diversen Sitzungen über die gemeinsamen Ziele verständigen und die verschiedenen hochschuldidaktischen Positionen (s. o.) gegeneinander abwägen. Die vorhandenen (oder nicht vorhandenen) personellen und räumlichen Ressourcen spielen dabei eine zentrale Rolle. Falls die Entscheidung für ein neues Curriculum getrof-

---

[36] Harden (1984).

fen wird, muss der Lehrkörper darüber informiert und in den Prozess der Entwicklung aktiv einbezogen werden, ebenso wie die Vertreterinnen und Vertreter der Studierendenschaft. Eine Qualifizierung der Akteure (z. B. für POL) ist dabei unerlässlich, damit der Geist des Neuen verstanden und weiter vermittelt werden kann.

Wenn die Lehrenden dies alles getan haben, geht es darum, die Studierenden vom neuen Konzept zu überzeugen und über eine Evaluierung in die Weiterentwicklung des Programms einzubeziehen.

In vielen Universitäten, so auch in Bochum, sind Studierende als Tutoren für Untersuchungskurse oder für das Überbringen schlechter Nachrichten einbezogen worden, um die Betreuung kleiner Gruppen zu gewährleisten und die vorhandenen personellen Ressourcen zu ergänzen.

Ein solcher Veränderungsprozess erfordert sehr viel Kommunikation auf allen Ebenen, weil nicht alle die Notwendigkeit einer Veränderung überhaupt sehen und in ihrer Arbeit zwischen Patientenversorgung, Forschung und Lehre andere Prioritäten setzen.

8. Das Lernmodell der Themenzentrierten Interaktion (TZI) nach Ruth Cohn

Die Themenzentrierte Interaktion (TZI) nach Ruth Cohn ist für uns in den Fortbildungen und in den Curriculumsgruppen ein wichtiges Orientierungsmodell für die Steuerung von Gruppenprozessen. Wir versuchen deshalb, unseren Teilnehmerinnen und Teilnehmern das Selbstverständnis und die Haltung der TZI weiterzuvermitteln. Beim Lernen nach TZI geht es immer darum, das jeweilige Thema und die Menschen, die sich damit beschäftigen wollen, so miteinander in Kontakt zu bringen, dass eine lebendige Interaktion entsteht. Wie wir oben zeigen konnten, macht das die Lehre effektiver und schafft Motivation. Das Modell ist einfach und schnell erläutert:

> Überall, wo Menschen miteinander arbeiten, miteinander lernen, miteinander leben, sind vier Faktoren wirksam [vgl. Abb. 2]:

1. Die zu bearbeitende Sache, die Aufgabe oder der Lehrstoff: das ES
2. Jede einzelne beteiligte Person mit ihren Kompetenzen, Anliegen, Gefühlen und mit ihrer Biografie: die ICHs
3. Die Beziehungen und Interaktionen zwischen allen Beteiligten: das WIR
4. Die Rahmenbedingungen, der Kontext, die Einflussfaktoren der Umwelt(en): der GLOBE

Lern- und Arbeitsprozesse werden gestört und behindert,
- wenn die Aufmerksamkeit zu lange nur dem Sachinhalt gilt, ohne dass die Anliegen der einzelnen Individuen oder die Qualität der Kommunikation untereinander beachtet werden,
- wenn es kein geklärtes gemeinsames Anliegen und keine gemeinsamen Ziele gibt,
- wenn sich die Gruppenmitglieder mit ihren Beziehungsstörungen und Konflikten beschäftigen und darüber die eigentliche Arbeit vernachlässigen,
- wenn Bedingungen und Einflüsse des Umfeldes nicht hinreichend berücksichtigt werden.[37]

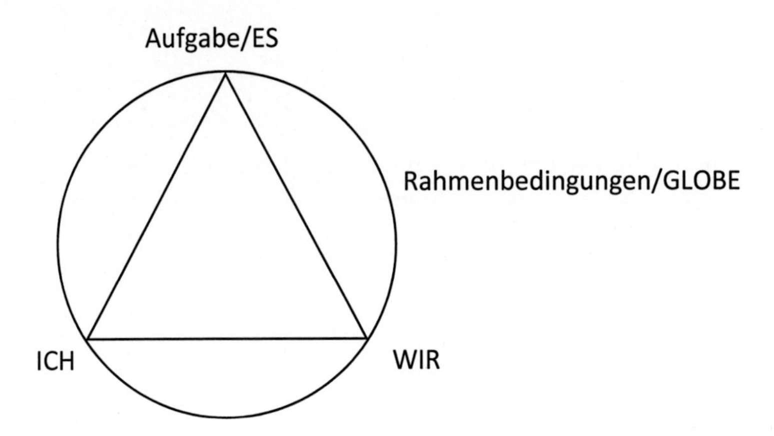

Abb. 2: Das Modell der Themenzentrierten Interaktion nach Ruth Cohn

[37] Was ist TZI? Themenzentrierte Interaktion. Eine Broschüre des Ruth Cohn Instituts Basel, www.ruth-cohn-institute.org.

Wer Gruppen leitet, muss immer wieder eine Balance zwischen den vier Faktoren herstellen. Wenn der Lernprozess ins Stocken kommt oder Störungen auftreten, kann die Leitung der Gruppe anhand der vier Faktoren herausfinden, welcher Aspekt zu wenig Beachtung gefunden hat und dann eine entsprechende Intervention einleiten.

Es gibt zwei Postulate „Leite dich selbst" (*Chairperson*-Postulat) und „Störungen haben Vorrang". Das erste sensibilisiert für die Verantwortung jedes Gruppenmitglieds für sich selbst und für seinen Platz in der Gruppe. Die eigenen Bedürfnisse und Wünsche sind die Triebkraft für das eigene Handeln, und je klarer sie wahrgenommen und kommuniziert werden, umso gewinnbringender für alle.

Das zweite Postulat geht davon aus, dass Störungen in der zwischenmenschlichen Kommunikation normal sind und also als Realität anerkannt werden sollten. Leider werden sie aber oftmals geleugnet, was meist zu noch größeren Konflikten führt. Die frühzeitige Wahrnehmung von Störungen hilft, Konflikte im Vorfeld zu vermeiden, und wenn sie trotzdem auftreten, anzusprechen und soweit zu bearbeiten, bis die Gruppe wieder handlungs- bzw. arbeitsfähig ist.

Warum ist es nützlich, als Dozentin/ Dozent über TZI Bescheid zu wissen?

- TZI hat eine mehr als dreißigjährige Geschichte in der Ausbildung von Lehrenden in Schulen, Universitäten und Unternehmen und unterstützt die Lehrenden in der anspruchsvollen Aufgabe, Gruppen zu leiten.
- TZI kann hilfreich sein, wenn die eigene Lehre mehr Schwung bekommen sollte, und der Austausch unter den Lernenden angeregter und motivierender werden soll. So macht die Lehre für alle Beteiligten mehr Freude: „Lebendiges Lernen heißt zu leben, während ich lerne."[38]
- Als Modell für die Planung regt TZI dazu an, sich über die vier Faktoren, die das Lernen beeinflussen, bewusst Gedanken zu machen und sorgfältig abzuwägen.
- Das ICH: Ich habe meine Rolle als Lehrende/r klar, ich weiß, was meine sozialen und kommunikativen Kompetenzen sind, ich kenne meine Stärken und Schwächen und meine Wirkung in Gruppen, ich nehme meine

---

[38] Ruth Cohn in Otto Herz (2012): 91.

Gefühle wahr und baue auf sie als Quelle zur Selbstklärung. Ein Beispiel aus dem Lehralltag: Ein Dozent aus der Klinik ist zu Beginn seiner Lehrveranstaltung regelmäßig abgehetzt, weil er nicht früh genug mit der Patientenversorgung fertig wird. Er macht gerne Unterricht für Studierende und möchte ihnen die nötige Aufmerksamkeit zukommen lassen. Dafür möchte er die nötige Ruhe und Konzentration mitbringen. Wie ist dieses Dilemma zu lösen? Die Idee zur Lösung: Er entwickelt einen Fragebogen zum Thema für die Studierenden, um ihr Vorwissen zu erfahren. Die Studierenden fokussieren sich auf das Thema, der Dozent atmet währenddessen durch, danach kann es entspannt losgehen. Der Dozent hat seine Bedürfnisse nach einem entspannten Start wahrgenommen und getreu dem Motto: „Ich bin wichtig" nach einer vernünftigen Lösung gesucht.

- Weitere Überlegungen zum ICH: Ich bin unsicher, weil das Thema neu für mich ist. Ich überlege, wie ich damit umgehen soll. Ich habe für mich geklärt, was ich von den Studierenden verlangen möchte, ich weiß, wie ich mich ihnen präsentiere. Ich weiß, wie viel ich zu investieren bereit bin und wie ich mit der begrenzten Zeit umgehen werde. Dazu Ruth Cohn: „Ich glaube, dass Selbsteinschätzung, Selbstgefühl, ein Gefühl für einen selbst und ein Gefühl für andere zu haben, gelernt werden muss wie jeder Beruf."[39]
- Das WIR: Ich weiß im Idealfall, wie viele und wer zur Veranstaltung kommt und habe eine gewisse Einschätzung von der Gruppe, ich weiß etwas über Gruppendynamik und wie Gruppen funktionieren. Ich kenne Methoden, die Gruppen helfen, das Eis zu brechen und in Kontakt miteinander zu kommen und Lernen als einen lebendigen Prozess zu erleben. Aufmerksamkeit und Wertschätzung für jedes Gruppenmitglied sind der Nährboden, auf dem Vertrauen entsteht. Ich weiß, was ich von der Gruppe erwarten kann und auch, was vielleicht zu schwer ist. Ich kenne meine eigenen Grenzen und die (vermuteten) Grenzen der Gruppe. Mir ist wichtig, dass die Mitglieder der Gruppe voneinander lernen, sich als kompetent begreifen und ihr Wissen und ihre Stärken genauso einbringen wie die Sorgen, Bedenken und Zweifel.

[39] Ruth Cohn ebenda: 90.

- Das ES: Ich kenne mich im Thema aus bzw. weiß, dass es neu für mich ist und überlege, wie ich mehr Sicherheit bekommen kann. Wenn ich souverän im Thema bin, kann ich auf Bedürfnisse der Gruppe spontan eingehen. Ich überlege, welche Anknüpfungspunkte die Gruppe hat und wie ich den Studierenden einen Zugang verschaffen kann, wie ich das Thema anschaulich machen kann und die Erfahrungen und Interessen der Gruppe einbeziehe.
- Der GLOBE/ die Rahmenbedingungen: Ich kenne die Rahmenbedingungen, unter denen meine Lehre stattfindet und den Platz meiner Veranstaltung im Gesamtsystem und habe deshalb keine unangemessenen Erwartungen an die Gruppe. Ich halte die Zeit ein, denn sie ist unerbittlich. Ich sorge für einen lernförderlichen Rahmen (Catering?).
- Neben der Planung kann ich das Modell auch zwischendurch gebrauchen, etwa, wenn während der Veranstaltung Störungen auftreten. Dann kann ich mich oder auch die Gruppe fragen, ob ich/wir alle Faktoren angemessen berücksichtigt habe/n oder ob ich etwas komplett außer Acht gelassen habe (dynamische Balance gestört).
- Ich kann auch nach der Veranstaltung in der Nachbereitung überlegen, ob alle Faktoren angemessen berücksichtigt wurden, oder ob ich beim nächsten Mal etwas anders machen möchte.

Diese kurzen Ausführungen über TZI machen deutlich, wie wichtig der „menschliche Faktor", also das ICH und das WIR im Lerngeschehen sind. Die traditionelle Lehre macht sich nicht allzu viele Gedanken über ICH und WIR, alle Energie wird in der Regel in das ES investiert. Die Berücksichtigung aller Faktoren macht am Ende den Unterschied aus und führt zu einem geglückten Lehrerlebnis und einem zufriedenstellenden Lernergebnis. Es lohnt sich also, dem Dreieck in der Kugel entsprechende Aufmerksamkeit zu schenken. TZI schult auf diese Weise den Blick und das Gespür für Gruppenprozesse. Sie regt zur Selbstreflexion und zur Reflexion des Gruppengeschehens an.

In den Hilfsregeln für die Gruppenarbeit gibt TZI Anregungen zum Feedback und liefert den *Reflective Practicioners* ihr Handwerkszeug.

9. Von der Theorie zur Praxis – Die Planung einer Lehrveranstaltung[40]

Das Fortbildungsprogramm Medizindidaktik in NRW umfasst verschiedene Pflicht- und Wahlangebote. Um das 120-Stunden-Zertifikat, die Basisqualifikation, zu erarbeiten, müssen fünf Kurse belegt werden, einer aus dem Bereich „Planung", einer aus dem Bereich „Prüfung/Eavaluation" und drei aus dem Bereich „Durchführen einer Lehrveranstaltung" (Seminardidaktik, Plenardidaktik, Problemorientiertes Lernen, Unterricht am Krankenbett) oder aus dem Wahlbereich (professionell kommunizieren in der Lehre bzw. Gruppendynamik: der Gruppe auf die Sprünge helfen). Der Kurs „Planung" ist also ein „Muss", hier werden die Grundlagen für die weiteren Kurse gelegt.

Diese Fortbildung wird hier in groben Zügen vorgestellt. Die Grundstruktur der Fortbildung folgt dem Regelkreis der Planung, der von dem amerikanischen Arzt Kern[41] und seinen Kolleginnen und Kollegen Ende des letzten Jahrtausends entwickelt wurde.

9.1 Die sechs Schritte des Kernschen Zyklus

Die Planung einer einzelnen Lehrveranstaltung von 45 oder 90 Minuten folgt derselben Logik wie die Planung eines gesamten Curriculums. Nach Kern et al. (2012) soll man eine Veranstaltung in sechs Schritten vorbereiten (Abb. 3).

Schritt 1 klärt die Frage, was die zukünftigen Ärztinnen und Ärzte können müssen, um den Herausforderungen des Alltags gerecht zu werden. Neben den fachlichen Fähigkeiten und Fertigkeiten sind heute ganz zentral kommunikative und soziale sowie Managementkompetenzen ge-

[40] Diese 1 ½-tägige Fortbildung konzipierte die Autorin in Kooperation mit Prof. Dr. med. Thorsten Schäfer, derzeitiger Studiendekan der Ruhr-Universität Bochum, in Abstimmung mit der Didaktikgruppe der Medizinischen Fakultäten von NRW. Sie wird seit 2006 einmal jährlich für ca. 16 Lehrende durchgeführt und je nach den Bedürfnissen der Gruppe leicht variiert.

[41] Kern et al. (2012).

fragt. Also müssen Lehrveranstaltungen angeboten werden, in denen sie vermittelt und trainiert werden.

Schritt 2 berücksichtigt die Lerninteressen der Studierenden, ihre Voraussetzungen, ihre Motivation, ihre Gruppendynamik, um so gut wie möglich zu lernen.

Schritt 3 definiert die Ziele des Curriculums, der Lehrveranstaltung insgesamt oder jedes einzelnen Lernschritts basierend auf den vorausgegangenen Überlegungen in Schritt 1 und 2.

In Schritt 4 werden geeignete Methoden ausgewählt oder ganze Lernarrangements bereitgestellt, die das Erreichen der Ziele ermöglichen.

Schritt 5 stellt sicher, dass genügend medizindidaktisch gut ausgebildetes Personal zur Verfügung steht, dass entsprechende Räume und Hilfsmittel vorhanden sind, um eine gute Lehre zu gewährleisten.

Schritt 6 evaluiert die Durchführung der Lehrveranstaltungen und überprüft ihre Qualität anhand der selbst gesteckten Ziele.

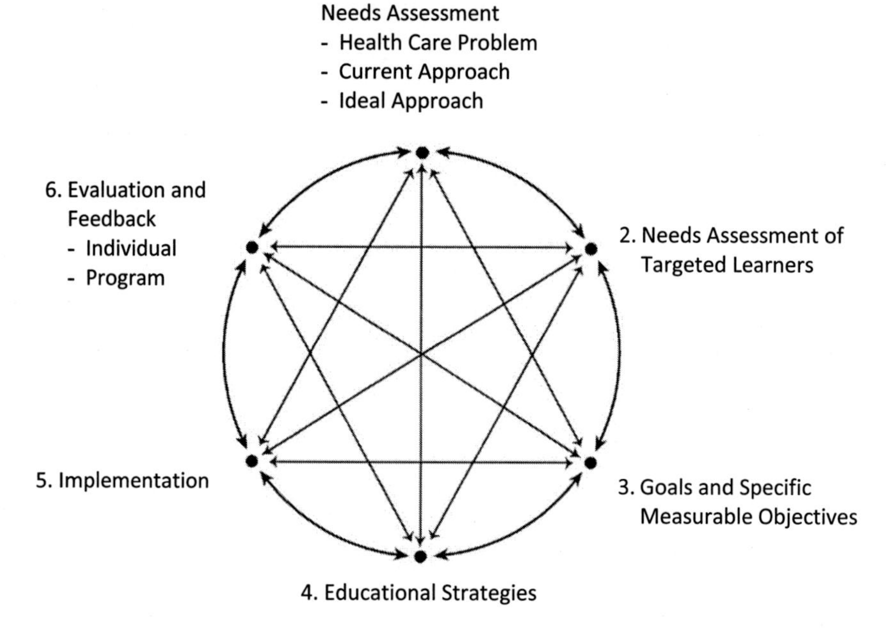

Abb. 3: Der Kernsche Zyklus (nach Kern et al. 2012)

Die Querverbindungen der Pfeile in alle Richtungen bedeuten, dass man immer das Ganze im Blick haben muss, um den einzelnen Schritt zufriedenstellend zu bearbeiten. Für bestimmte Methoden, z. B. für POL oder zum Training kommunikativer Kompetenzen, ist viel zusätzliches Personal erforderlich. Wenn das nicht finanziert werden kann, können die Methoden nicht eingesetzt und die Ziele nicht erreicht werden.

Diesen Regelkreis zur Planung diskutieren wir im ersten Teil der Fortbildung als theoretisches Konstrukt im Plenum und wenden die einzelnen Schritte im weiteren Verlauf der Fortbildung praktisch an. Wir beschreiben unser Vorgehen in der Fortbildung, liefern einige theoretische Hintergründe und einige Erfahrungen unserer Teilnehmenden bei der Bearbeitung der sechs Schritte.

9.2 Generelle Bedarfsanalyse und Bedarfsanalyse der Lernenden

Schritt 1 „Problemidentifikation und generelle Bedarfsanalyse" ist Grundlage und Voraussetzung für die Planung eines Curriculums. Hier muss mit allen Beteiligten diskutiert werden, was ein guter Arzt ist, in welche Richtung sich die medizinische Versorgung entwickelt und was unbedingt in die Ausbildung der Ärztinnen und Ärzte der Zukunft gehört. In unseren Fortbildungen stellen wir fest, dass nicht in allen Fakultäten und/oder Abteilungen diese grundlegenden Fragen gestellt und erörtert werden.

Im Zuge der Formulierung des bundesweiten Nationalen Kompetenzbasierten Lernzielkatalogs Medizin (NKML)[42] ist die Notwendigkeit dieser Diskussion deutlich geworden. Sobald die Ergebnisse vorliegen, sollten sie auf breiter Basis diskutiert und umgesetzt werden.

Solange in den Abteilungen und Fakultäten nicht mit allen Beteiligten über die Ziele und Notwendigkeiten der Lehre gesprochen wird, agieren die einzelnen Lehrenden (also die Teilnehmerinnen und Teilnehmer unserer Workshops) in ihren Lehrveranstaltungen auf unsicherem Terrain. Sie wissen oftmals nicht, wie das Curriculum als Ganzes aussieht, was die

[42] Siehe z. B. www.mft-online.de/files/2012_omft_hickel_fischer.pdf.

anderen Fächer wann lehren, welche Absprachen getroffen werden. Sie kennen die Geschichte und das Selbstverständnis der anderen Lehrenden nicht und was von ihnen genau erwartet wird. In der Praxis machen sich fehlende Absprachen unangenehm bemerkbar, z. B. in den Querschnittsfächern, in denen manche Themen doppelt oder dreifach gelehrt werden und andere gar nicht.

Die Erörterung dieses Punktes führt in vielen Fällen dazu, dass Gespräche in den eigenen Abteilungen oder fachübergreifend gesucht werden, um diesen unbefriedigenden Zustand zu beenden.

Im Schritt 2 des Kernschen Zyklus führt jede Teilnehmerin/jeder Teilnehmer des Workshops individuell eine Bedarfsanalyse der Zielgruppe der Studierenden[43] einer ausgewählten Lehrveranstaltung durch. Es sollte sich um eine Lehrveranstaltung handeln, die neu entwickelt werden oder die anhand der vorgestellten Kriterien überprüft und gegebenenfalls überarbeitet werden soll. In einer anschließenden Gruppenarbeit (siehe Anlage 2) stellen sich die TeilnehmerInnen gegenseitig ihre Ergebnisse vor, diskutieren sie und wählen ein Beispiel aus, das wiederum im Plenum präsentiert und diskutiert wird. So erfahren sie etwas über die Lehre der anderen Kolleginnen und Kollegen und lernen voneinander.

9.3 Ausbildungsziele und Formulierung der Lernziele

Auf die Bedarfsanalyse der Lernenden folgt die Formulierung der Lernziele. Lernziele beschreiben, was, wie viel, von wem, bis wann in welcher Güte bearbeitet werden soll. Lernziele geben dem Inhalt eine Richtung, sie beschreiben, was damit passieren soll. Zu dem Unterrichtsgegenstand „Ärztliche Gesprächsführung" können unterschiedliche Ziele formuliert und unterschiedliche Lehrveranstaltungen angeboten werden. Zu dem Ziel: „Sie kennen den aktuellen Forschungsgegenstand zur ärztlichen Gesprächsführung" ist eine Vorlesung denkbar. Das Ziel „Sie verbessern Ihre persönlichen Kompetenzen zur Gesprächsführung" oder „Sie üben mit Hilfe von Simulationspatienten schwierige Gesprächssituationen" ist in nur

[43] Siehe Anhang, Anlage 1: Bedarfsanalyse der Zielgruppe.

einer Veranstaltung mit ausreichend zeitlichen und personellen Ressourcen zu erreichen.

Lernziele nützen Lehrenden, indem sie die Auswahl der Inhalte und die Schwerpunktsetzung erleichtern. Sie zwingen zur Entscheidung und ermöglichen so eine gezielte Seminargestaltung. Lernziele nützen Studierenden, weil sie eine Orientierungshilfe bieten und den Lernerfolg überprüfbar machen.

Nach Bloom[44] lassen sich eine Lernzielhierarchie und verschiedene Teilbereiche des Lernens definieren. Bloom unterscheidet zwischen Richtzielen, Grobzielen und Feinzielen. Richtziele sind sehr allgemein und setzen den Rahmen für ein Curriculum. Sie finden sich in der ärztlichen Approbationsordnung. **Grobziele** kann man für ein Fach, eine Reihe von Lehrveranstaltungen oder eine einzige Lehrveranstaltung definieren.

> Beispiel für ein **Grobziel** in einem Fach: Die Studierenden sollen in der Lage sein, bei einem kranken Kind somatische, psychomotorische und emotionale Probleme auf der Basis von Anamnese und körperlicher Untersuchung zu identifizieren.

Zu diesen Grobzielen müssen die jeweiligen **Feinziele** passen, die einen einzelnen Lernschritt beschreiben.

> Beispiel für ein **Feinziel**: Die Studierenden können eigenständig ein EKG anlegen.

Aus dem Gesagten wird deutlich, dass es keine Eindeutigkeit in der Diskussion über Lernziele geben kann, was die Sache schwierig macht. Dennoch ist die Verständigung darüber sinnvoll, weil das Feld der Möglichkeiten deutlich wird und unterschiedliche Sichtweisen und Schwerpunkte zur Sprache kommen.

Die verschiedenen Teilbereiche des Lernens, die Bloom definiert, erweitern das Verständnis vom Lernen. Es geht nicht nur um das **Wissen**, die kognitive Ebene des Lernens, sondern auch um das **Können**, womit psychomotorische bzw. anwendungsbezogene Fertigkeiten gemeint sind (z. B. Untersuchungstechniken) und um **Affekte** und **Emotionen**, die eine

---

[44] Vgl. Bloom in Fabry (2008): 88.

wichtige Rolle für das professionelle Verhalten in der ärztlichen Tätigkeit spielen.

Darüber hinaus ist es wichtig, die verschiedenen Stufen des Wissens, des Könnens und des professionellen Verhaltens zu definieren, um ein Curriculum nach Schwierigkeitsgrad vom Einfachen zum Schweren aufzubauen. Die Stufen heißen: kennen, wiedererkennen, aktiv reproduzieren und sicher anwenden. **Kennen** bewegt sich auf der Ebene von „schon mal von einem Thema gehört haben", **wiedererkennen** kommt oft in Multiple-choice-Fragen zur Anwendung, **aktiv reproduzieren** im Seminar oder in der mündlichen Prüfung, und **sicher anwenden können** ist das Ergebnis wiederholten Übens. Auch in diesen Unterscheidungen gibt es keine Eindeutigkeiten, dennoch ist es hilfreich, die verschiedenen Anspruchsniveaus zu definieren und zu erläutern.

Die Lernziele können je nach Kontext allgemeiner oder genauer formuliert werden. Wenn keine Prüfung vorgesehen ist, reicht eine allgemeinere Formulierung, wenn eine Prüfung folgt, sollte genau beschrieben werden, welches beobachtbare Verhalten gewünscht wird.

> Ein Beispiel für ein **kognitives Lernziel**: Mindestens drei Kriterien für ... aufzählen, erörtern, interpretieren können.
>
> Ein Beispiel für ein **anwendungsbezogenes Lernziel**: Eine Untersuchung des Kniegelenks durchführen können.
>
> Ein Beispiel für ein Lernziel auf **professionelles Verhalten** bezogen: Eine These kritisch hinterfragen oder Verständnis für die Sichtweise des Patienten formulieren können.

Es gab in den Jahren vor Ende des Jahrtausends eine leidenschaftlich geführte Diskussion um den Sinn und Unsinn von Lernzielen. Ein wichtiges Argument der Kritiker bezog sich auf die Normierung des Lernens durch Lernziele, weil durch die vorherige Festlegung des Ziels die Kreativität der Lernenden eingeschränkt werde.

Die Definition der Lernziele gehört meines Erachtens in den Bereich des *Instructional Design* (s. o.). Lernziele geben dem Stoff eine sinnvolle Struktur und sind für die Lernenden leichter zu erlernen. Sie machen das Lerngeschehen planbar bis zur Prüfung.

Kreativität und Lernziele müssen sich jedoch nicht ausschließen. Lernziele können so formuliert werden, dass die Kreativität zum Lerngegenstand wird. Im Problemorientierten Lernen setzen sich die Studierenden selbst ihre Lernziele und lernen darüber, sich Wissenspakete bis zur nächsten Sitzung zu schnüren, die den zeitlichen Rahmen berücksichtigen.

Nach dem Vortrag und der Diskussion über die Lernziele wenden die Teilnehmerinnen und Teilnehmer das Gelernte auf ihr Lehrbeispiel an und formulieren ein Grobziel und einige Feinziele[45]. Im Plenum werden Beispiele vorgestellt und offene Fragen geklärt.

9.4 Ausbildungsstrategien und Implementierung

In der nächsten Arbeitseinheit beginnen wir mit einer Einzelarbeit[46] und einem Erfahrungsaustausch in Untergruppen über aktivierende Methoden, die die Teilnehmerinnen und Teilnehmer selbst eingesetzt oder selbst erlebt haben. Im folgenden Plenum werden die Methoden vorgestellt und ihre Wirkung auf die Lerngruppe erörtert. Die Liste dieser Methoden wird ergänzt[47] um einige Vorschläge unserer Übersicht.

Nachdem die Ausbildungsstrategien (wie mache ich das, welche Methoden eignen sich für welches Ziel?) erläutert worden sind, kann die Planung einer konkreten Lehrveranstaltung in die letzte Phase gehen. Die „Fragen zur Feinplanung"[48] werden vorgestellt und zusammen mit der „Dramaturgie"[49] als Strukturhilfe und in Einzelarbeit ausgefüllt. Es werden wieder Gruppen gebildet, in denen die Ergebnisse ausgetauscht und diskutiert werden. Jede Gruppe stellt ein Beispiel im Plenum vor, Verbesserungsvorschläge werden gemacht und offene Fragen geklärt.

---

[45] Siehe Anhang, Anlage 3: Formulierung von Lernzielen.

[46] Siehe Anhang, Anlage 4: *Best Practice* – Beispiel für aktivierende Lehrmethoden.

[47] Siehe Anhang, Anlage 5: 14 gängige aktivierende Lehrmethoden für Seminargruppen.

[48] Siehe Anhang, Anlage 6: Fragen zur Feinplanung (Dramaturgie).

[49] Siehe Anhang, Anlage 7: Dramaturgie zum Thema ...

Die Hilfsmittel technischer Art, Unterlagen für die Gruppe, Vor- oder Nachbereitungen über das Internet werden in der Dramaturgie notiert und dienen als Checkliste für eine störungsfreie Durchführung.

Die Schritte fünf und sechs des Kernschen Zyklus (Prüfung, Evaluierung und Feedback) werden zum Schluss thematisiert, weil sie entscheidenden Einfluss auf die Lehrveranstaltung haben. Für das Thema Prüfungen gibt es einen eigenen Workshop, deshalb gehen wir in der Fortbildung „Planung von Lehrveranstaltungen" nur kurz darauf ein. Die Qualität eines Curriculums steht und fällt mit der Qualität der Prüfungen. Die Prüfungen müssen zu der Art von Lehrveranstaltungen und zu den formulierten Zielen passen. Wenn es also wichtig ist, neben der Theorie auch praktische Fertigkeiten oder kommunikative Kompetenzen zu erwerben, müssen diese auch geprüft werden. Wenn sie nicht geprüft werden, konzentrieren sich die Studierenden auf das, was als „wirklich" wichtig gilt: die Theorie. Für die theoretischen Kenntnisse haben sich seit Jahren die Multiple Choice-Prüfungen und die mündlichen Prüfungen etabliert. Daneben sind Formate entwickelt worden, die praktische und kommunikative Kompetenzen überprüfen und bewerten. Als Beispiel sei hier die *Objective Structured Clinical Examination* (OSCE)[50] genannt. Das ist eine Prüfung, die wie ein Zirkeltraining im Sport funktioniert. An einzelnen Stationen in abgetrennten Räumen warten kleine Aufgaben auf die Prüflinge: ein Knie untersuchen, eine Lunge abhorchen, einen histologischen Befund einordnen, eine Blutdruckmanschette anlegen etc. Die Prüflinge haben ca. eine Minute Zeit, um vor der Tür die Aufgabe durchzulesen. Auf ein Signal hin betreten sie alle gleichzeitig einen Prüfungsraum und erfüllen in fünf Minuten die jeweilige Aufgabe. Die Prüferinnen und Prüfer haben Checklisten und vergeben Punkte für den Erfüllungsgrad der Aufgaben.

Die *Modified Essay Questions* (MEQ)[51] sind strukturierte schriftliche Prüfungen, in denen in der Regel fächerübergreifende Fragen zu einer längeren Patientengeschichte frei formuliert und in Kurzform oder mit der Auswahlmöglichkeit unter mehreren vorgegebenen Formulierungen beantwortet werden können. Über mehrere DIN A4-Seiten, welche nachein-

---

[50] Nikendei, Jünger (2006).

[51] Knox (1989).

ander zu bearbeiten sind, wird in Etappen jeweils am Seitenbeginn eine Fallgeschichte erzählt. Diesen einzelnen Textblöcken werden jeweils passende Fragen aus den verschiedenen Fachbereichen angeschlossen, die dann unmittelbar beantwortet werden müssen; etwa zu naturwissenschaftlichen Grundlagen, der Anamnese, den notwendigen Untersuchungen, der Diagnose oder den Differentialdiagnosen, aber auch bereits zur möglichen Therapie.

Seite für Seite wird die Patientengeschichte fortgeführt, ein Zurückblättern ist nicht erlaubt.

Zum Thema Evaluierung sind folgende Fragen wichtig : Was muss ich evaluieren? Wie evaluiert die Fakultät? Welche Rolle spielt diese Lehrveranstaltung im Semester/im gesamten Studium? Was will ich als Dozentin/Dozent von den Studierenden wissen? Was mache ich mit den Ergebnissen der Evaluierung? Wenn diese Fragen beantwortet sind, können die entsprechenden Methoden der Evaluierung eingesetzt werden.

Der Workshop endet mit der Erläuterung der Nachbereitung. Diese besteht aus der Planung einer Lehrveranstaltung, aus ihrer Durchführung und einer kritischen Reflektion. Und *last but not least* folgt das Abschlussfeedback.

10. Fazit und Ausblick

Die Ausführungen haben gezeigt, dass es eine hohe Kunst ist, die Anforderungen der Approbationsordnung für Ärzte in der Fassung von 2002 zu erfüllen, wo es in § 1 heißt:

> Ziel der Ausbildung ist der wissenschaftlich und praktisch in der Medizin ausgebildete Arzt, der zur eigenverantwortlichen und selbständigen ärztlichen Berufsausübung, zur Weiterbildung und zu ständiger Fortbildung befähigt ist.
>
> Die Ausbildung soll grundlegende Kenntnisse, Fähigkeiten und Fertigkeiten in allen Fächern vermitteln, die für eine umfassende Gesundheitsversorgung der Bevölkerung erforderlich sind. Die Ausbildung

zum Arzt wird auf wissenschaftlicher Grundlage und praxis- und patientenbezogen durchgeführt.

Unsere Fortbildungen verstehen sich im Sinne einer Qualitätssicherung der medizinischen Lehre. Die drei Schlagworte studierendenorientiert, praxisnah und interaktiv kennzeichnen wesentliche Qualitätskriterien, deren Einhaltung in regelmäßigen Abständen überprüft werden sollten.

Wir sind der Meinung, dass es sich lohnt, die Lehre der Medizin und die Ausbildung der Lehrenden mit eben so viel Sorgfalt und Energie zu betreiben wie die Krankenversorgung und die Forschung.

Die drei oben genannten Schlagworte haben eine Chance auf Realisierung, wenn

- die Curricula auf Fakultätsebene interdisziplinär abgestimmt und kommuniziert werden,
- die organisatorischen Rahmenbedingungen in den Kliniken und auf dem Campus eine gute Lehre ermöglichen,
- medizindidaktische Fortbildungen für alle Lehrenden auf allen Ebenen (Aus-, Fort,- und Weiterbildung) Pflicht werden,
- Theorie und Praxis konsequent verknüpft werden,
- kommunikative und soziale Kompetenzen in der Ausbildung systematisch geschult werden,
- motivierte Lehrende die Studierenden für ihr Fach begeistern und durch aktivierende Methoden am Lehrgeschehen beteiligen,
- Lehrende den Studierenden mehr zutrauen und ihnen mit Respekt auf Augenhöhe begegnen,
- Studierende Verantwortung für ihr Lernen übernehmen,
- *Reflective Practitioners* das Nachdenken über Lehre als kontinuierlichen Verbesserungsprozess begreifen.

Es bleibt noch viel zu tun!

Die Entwicklungen der Medizindidaktik auf NRW-Ebene und bundesweit lassen hoffen, dass die medizinische Lehre weiter in die skizzierte Richtung geht. Auch die Entwicklung des Nationalen Lernzielkatalogs kann so gedeutet werden.

Wir danken allen Teilnehmerinnen und Teilnehmern für ihre aktive Mitarbeit in unseren Fortbildungen und für ihre kritischen Rückmeldungen, die uns wertvolle Anregungen für die Weiterentwicklung unseres Programms geliefert haben und hoffentlich weiter liefern werden.

11. Literaturverzeichnis

Albanese MA, Mitchell S: Problem-based learning: A review of literature on its outcomes and implementation issues. Academic Medicine. 1993; 68, 52–81.

Angelo TA, Cross KP: Classroom Assessment Techniques. Jossey-Bass, San Francisco, 1993.

Bachmann C et al.: Longitudinales, bologna-kompatibles Modell-Curriculum „Kommunikative und soziale Kompetenzen": Ergebnisse eines interdisziplinären Workshops deutschsprachiger medizinischer Fakultäten. GMS Z Med Ausbild. 2009; 26 (4): Doc38.

Berendt B: Gute Lehre und ihre Planung im Überblick. Aspekte und Fragestellungen zur Bestimmung von Kriterien „guter Lehre". In: Handbuch für Hochschullehre; 1994: 1–20.

Bloom BS: Taxonomie von Lernzielen im kognitiven Bereich. Weinheim: Beltz; 1972.

Cohn R, Herz O: Zu wenig geben ist Diebstahl – zu viel geben ist Mord". b:e-Gespräch mit Ruth C. Cohn. TZI/Themenzentrierte Interaktion. 2012; 1: 91.

Colliver JA: Effectiveness of problem-based learning curricula: Research and Theory. Academic Medicine. 2000; 75 (3): 259-266.

Dochy F, Segers M, van den Bossche P, Gijbels D: Effects of PBL: a meta-analysis. Learning and Instruction. 2003; 13 (5): 533–568.

Fabry G: Medizindidaktik. Ein Handbuch für die Praxis. Bern: Huber; 2008.

Gehlhar K: Problemorientiertes Lernen. Ein Leitfaden für Tutorinnen und Tutoren im Modellstudiengang Humanmedizin. ems european medical school oldenburg-groningen; 2012.

Harden RM, Sowden S, Dunn WR: Educational strategies in curriculum development: the *SPICES* model. Med Educ. 1984; 18 (4): 284–297.

Kelson ACM, Distlehorst LH: Groups in Problem-based learning (PBL): Essential elements in theory and practice. In: Evensen D, Hmelo CE (Eds.): Problem-Based Learning. A Research Perspective in Learning Interactions.). Lawrence Erlbaum Associates; 2000.

Kern DA et al: Curriculum development for Medical education. A six-step approach. Baltimore: The Johns Hopkins Univ. Press; 2012.

iessling C et al.: Basler Consensus Statement „Kommunikative und soziale Kompetenzen im Medizinstudium". GMS Zeitschrift für Medizinische Ausbildung. 2008; 25 (2).

Knox DE: What is ... A Modified Essay Question? Medical Teacher. 1989; 11 (1): 51–57.

Köster U et al.: Studienabschluss in Mindeststudienzeit – Ein Vergleich von Modell- und Regelstudiengang über drei Jahrgänge. Poster auf der Jahrestagung der Gesellschaft für Medizinische Ausbildung. Aachen; 2012.

Koh GC, Khoo HE, Wong ML, Koh D: The effects of problem-based learning during medical school on physician competency: a systematic review. Canadian Medical Association Journal. 2008; 178: 34–41.

Kusurkar RA et al.: Have Motivation Theories Guided the Development and Reform of Medical Education Curricular? A Review of the literature. Academic Medicine. 2012; 87 (6): 735-743.

Lieverscheidt H, Streitlein-Böhme I; Huenges B: Problem-orientiertes Lernen: POL. Was ist das? In: Ruhr-Universität Bochum, IFB (Hrsg): Wissen, was zählt – Ideen für die Lehre. O. J.; 52–56.

Lieverscheidt H et al.: Leitfaden für Tutorinnen und Tutoren. www.rub.de/medibo; 2011.

Nandi PL, Chan CP, Chan P, Chan LP: Undergraduate medical education: comparisin of problem-based learning and conventional teaching. Hong Kong Medical Journal. 2000; 6: 301–306.

Nikendei C, Jünger J: OSCE – praktische Tipps zur Implementierung einer klinisch-praktischen Prüfung. GMS Z Med Ausbild. 2006; 23 (3): Doc 47.

Norman GR, Schmidt HG: Effectiveness of problem-based learning curricula: Theory, practice, and paper darts. Medical Education. 2000; 34: 721–728.

Reinmann G, Mandl H: Unterrichten und Lernumgebungen gestalten. In: Krapp, Andreas; Weidenmann, Bernd (Hrsg.): Pädagogische Psychologie: Ein Lehrbuch. Weinheim: Beltz; 2006 (5., vollst. überarb. Aufl.).
Veit I et al.: Wie kann der adäquate Umgang mit Emotionen im Medizinstudium vermittelt werden? Ein Erfahrungsbericht aus dem Strang „Ärztliche Interaktion" im Modellstudiengang Medizin der Ruhr-Universität Bochum. GMS Z Med Ausbild. 2009; 26 (3): Coc30.
Vernon DTA, Blake RL: Does problem-based learning work? A meta-analysis of evaluative research. Academic Medicine. 1993; 68: 550–563.

Internetlinks

Approbationsordnung Ärzte (2012): www.gesetze-im-internet.de/bundesrecht/_appro_2002/gesamt.pdf.
Nationaler Kompetenzbasierter Lernzielkatalog Medizin NKML, www.mft-online.de/files/2012_omft_hickel_fischer.pdf.
Reich K: Unterrichtsmethoden im konstruktiven und systemischen Methodenpool. Lehren, Lernen, Methoden für alle Bereiche didaktischen Handelns. methodenpool.uni-koeln.de.
Was ist TZI? Themenzentrierte Interaktion, Ruth-Cohn-Institut, undatierte Broschüre des Ruth-Cohn-Instituts, Basel. Weitere Informationen zu TZI und zur Ausbildung s. www.ruth-cohn-institute.org.
www.rub.de/zml
www.rub.de/medibo

Anlagen

Anlage 1: Bedarfsanalyse der Zielgruppe

Anlage 2: Gruppenarbeit zur Bedarfsanalyse

Anlage 3: Formulierung von Lernzielen

Anlage 4: *Best Practice* – Beispiel für aktivierende Lehrmethoden

Anlage 5: 14 gängige aktivierende Lehrmethoden für Seminargruppen

Anlage 6: Fragen zur Feinplanung (Dramaturgie)

Anlage 7: Dramaturgie zum Thema ....

Anlage 8: Nachbereitung der Fortbildung „Planung einer Lehrveranstaltung“

Anlage 1: Bedarfsanalyse der Zielgruppe

Bitte überlegen Sie sich ein Thema für eine Lehrveranstaltung und führen dann eine Bedarfsanalyse bezüglich der Studierenden durch:

Wie groß ist die Gruppe (wie viele Männer, wie viele Frauen)?	
Form der Lehrveranstaltung (Seminar, praktische Übung, Untersuchungskurs)	
Semester	
Wie lange wird diese Gruppe in dieser Form bestehen?	
Welche Einstellung hat die Gruppe vermutlich zum Thema?	
Welche Vorkenntnisse haben die Studierenden?	
Wie ist das Thema in den Kontext/in das Curriculum eingeordnet? Was war vorher, was kommt nachher?	
Mit welchen Schwierigkeiten muss ich rechnen?	
Wie kann ich ihnen begegnen?	
Welche Informationen über die Gruppe fehlen mir?	

Anlage 2: Gruppenarbeit zur Bedarfsanalyse

Bitte legen Sie zu Beginn der Gruppenarbeit fest,
- wer die Moderation übernimmt,
- wer auf die Zeit achtet,
- wer protokolliert und die Präsentation der Ergebnisse im Plenum übernimmt.

Stellen Sie sich dann die Ergebnisse der Einzelarbeit zur Bedarfsanalyse vor und ziehen ein Fazit aus dem Gehörten (20 Minuten).

Wählen Sie danach ein Beispiel aus, das Sie im Plenum vorstellen möchten und notieren dafür einige Stichpunkte auf dem Flipchart. Formulieren Sie Ihr Fazit in einem prägnanten Satz (10 Minuten)!

Stellen Sie Ihr Beispiel im Plenum vor (5 Minuten Zeit für die Präsentation).

Und nun viel Spaß bei der Arbeit!

Anlage 3: Formulierung von Lernzielen

Bitte formulieren Sie für Ihre Lehrveranstaltung mindestens ein Grobziel und wählen Sie die Feinziele aus den Bereichen
„vorwiegend kognitiv“ (K0–K3),
„vorwiegend anwendungsbezogen“ (A0–A3) oder
„vorwiegend auf professionelles Verhalten bezogen“ (V0–V3).

Sollten Sie ausschließlich kognitive Lernziele verfolgen, so lassen Sie die anderen Spalten unausgefüllt. Überlegen Sie, welche Tiefe des Wissens in Ihrer Veranstaltung realistischerweise erreicht werden kann. Es muss nicht jeder Bereich und nicht jede Tiefe abgedeckt sein. Die Angaben zur Art der Prüfung sind freiwillig.

Grobziel

Vorwiegend kognitive Lernziele

Stufe	Operationalisierung	Beispiel	Mögliche Prüfung
K0	„kennen“ – rezipieren (z. B. im Rahmen einer Vorlesung)		
K1	„wiedererkennen“ – der Studierende kann XY wiedererkennen		
K2	„benennen/aufzählen/ wiedergeben können“ – der Studierende kann XY aktiv reproduzieren		
K3	„anwenden/diskutieren/ erläutern können“ – der Studierende kann das Wissen um XY prozessieren		

Vorwiegend anwendungsbezogene Ausbildungsziele, Fertigkeiten

Stufe	Operationalisierung	Beispiel	Mögliche Prüfung
A0	„kennen" – rezipieren/ demonstrieren		
A1	„unter Anleitung/ mit Hilfestellung durchführen"		
A2	„eigenständig durchführen können"		
A3	„routinemäßig durchführen/demonstrieren/erklären können"		

Vorwiegend auf professionelles Verhalten[52] bezogene Ausbildungsziele, Verhaltensweisen

Stufe	Operationalisierung	Beispiel	Mögliche Prüfung
V0	„kennen" – rezipieren/ demonstrieren		
V1	„erkennen können"		
V2	„eigenständig durchführen können"		
V3	„routinemäßig professionelles Verhalten zeigen können"		

[52] Aus dem Englischen *professional behaviour* = professionelles Verhalten; beinhaltet ärztlich-interaktionelle Kompetenz/kommunikatives Verhalten.

Anlage 4: *Best Practice* – Beispiel für aktivierende Lehrmethoden

Bitte beantworten Sie die folgenden Fragen in Einzelarbeit (10 Minuten). Tauschen Sie sich darüber in der Gruppe aus (20 Minuten).

Wählen Sie dann das Beispiel guter Lehre aus, das Ihnen am besten gefällt und bereiten eine kleine Präsentation vor. Nutzen Sie dafür die Möglichkeiten der Visualisierung (Flipchart oder Moderationskarten) (Vorbereitungszeit 8 Minuten, Präsentationszeit 5 Minuten).

Stellen Sie Ihr Beispiel im Plenum vor.

1. Welche aktivierende(n) Methode(n) haben Sie zuletzt im Unterricht eingesetzt?
   (Bitte beschreiben Sie kurz den Kontext: Fach, Semester, zeitlicher Rahmen, Art der Veranstaltung ...)

____

____

____

____

____

2. Welche Ziele haben Sie damit verfolgt?

____

____

____

____

____

3. Wie sind die Methoden von der Zielgruppe aufgenommen worden?

___

___

___

___

___

Anlage 5: 14 gängige aktivierende Lehrmethoden für Seminargruppen

Nr.	Name der Methode	Kurzbeschreibung	Ziel	Bemerkung
1	Erwartungen/ Vorwissen abfragen	Womit sollen wir uns heute hier beschäftigen? Welche Fragen haben Sie mitgebracht?	Stand der Gruppe in Erfahrung bringen	Stichpunktartig an der Tafel festhalten oder nur mündlich nennen
2	Ziele und Ablauf veröffentlichen	Visualisierung über Flipchart, TN-Unterlagen, Folien oder Powerpoint	Transparenz schaffen	Mit den Erwartungen der TN in Einklang bringen
3	Brainstorming	Ein Element der Moderationsmethode, eine Gruppe wird zu einem Thema befragt, jede/r TN antwortet schriftlich auf Moderationskarten, pro Karte ein Stichpunkt, die Gruppe sortiert die Karten zu Klumpen (Sinneinheiten) an einer Pinwand und bearbeitet die Unterthemen in Gruppen	Ideen finden, Vorwissen abfragen, TN aktivieren, Vorbereitung der Themenbearbeitung	Die verdeckte Kartenabfrage ermöglicht es auch schüchternen Personen, einen inhaltlichen Beitrag zu leisten. Eine Alternative ist die Ideensammlung auf Zuruf an Tafel oder Flipchart.
4	Gruppenarbeit	Aufgabenzettel vorbereiten, je nach Komplexität des Themas arbeiten alle an derselben Frage oder an verschiedenen Fragen; Visualisierung der Ergebnisse für das Plenum (Flipchart, Folie, Moderationskarten)	In Kleingruppen Stoff bearbeiten, jeder kommt zu Wort, Ergebnisse werden schriftlich festgehalten.	Einteilung der Gruppen nach dem Zufallsprinzip (Abzählen) oder nach Neigung; bei Präsentation Zeit begrenzen, sonst evtl. Ermüdungserscheinungen!
5	Gruppenpuzzle	Ein Oberthema gliedert sich z. B. in vier Teilthemen. Jede Arbeitsgruppe (AAAA, BBBB, CCCC, DDDD) bearbeitet ein Teilthema, diskutiert die Schwierigkeiten, Vorteile und Nachteile, so dass jede/r in der	Jedes Gruppenmitglied ist für die Weitergabe der Ergebnisse verantwortlich, ist	Vorteil: keine ermüdenden TN! Vier Präsentationen im Plenum, maximaler Sprechanteil pro TN, geschützter Rahmen für schüchterne TN, das freie Sprechen zu

Nr.	Name der Methode	Kurzbeschreibung	Ziel	Bemerkung
		Lage ist, die wichtigen Punkte weiterzugeben. Jedes Gruppenmitglied ist somit Experte/ Expertin für dieses Teilthema. Dann mischen sich die Gruppen neu, so dass alle Teilthemen in der neuen Gruppe vertreten sind, also 4 x ABCD. Jedes Gruppenmitglied ist dafür verantwortlich, dass die anderen drei verstehen, was in seiner Gruppe erarbeitet worden ist.	wichtig für den Lernprozess in der Gruppe. Aus Teilgebieten ergibt sich ein Gesamtbild. Anderen etwas zu erklären, ist die höchste Form des eigenen Lernens und wird am besten behalten.	üben. Die Lehrenden stehen während der Gruppenarbeit beratend zur Verfügung. Anschließend können offene Fragen geklärt werden. Nachteil: DozentIn kann nicht im Plenum überprüfen, ob die Ergebnisse der Gruppenarbeit richtig sind, kann aber vielleicht während der Gruppenarbeit zuhören und sich einen Eindruck verschaffen.
6	Triade	Die Triade ist ein Rollenspiel zu dritt. A und B üben etwas (z. B. konstruktives Feedback geben). A gibt B ein Feedback, während C das Spiel beobachtet. Daran schließt sich die Auswertungsrunde an: A gibt Auskunft, wie gut oder weniger gut das Feedback geglückt ist, B beschreibt, wie die Botschaft angekommen ist und C schildert seine Eindrücke (Was habe ich wahrgenommen?). Was sie/ er eventuell im Plenum berichtet, hängt von der Gruppengröße und vom Ziel ab. Variante: Die Rollen rotieren, und zum Schluss im Plenum wird nur noch der Extrakt der Erfahrung ausgetauscht (*Sharing*).	Intensive Form für einen Erfahrungsaustausch	Zeitvorgaben je nach Komplexität der Frage, z. B. pro Person 5–10 Minuten für Interview und 5 Minuten für Feedback. Wenn alle einmal in jede Rolle schlüpfen sollen, sind 30–45 Min erforderlich.

Nr.	Name der Methode	Kurzbeschreibung	Ziel	Bemerkung
7	Rollenspiel	Aus eigenen Erfahrungen der TN oder angeleitet durch DozentIn werden bestimmte Rollen und Situationen definiert und live in Gruppen oder im Plenum vorgespielt.	Eine konkrete Situation lebendig werden lassen, indem TN in eine Rolle schlüpfen (Arzt/Patient) und definierte Situationen nachspielen oder Handlungsalternativen entwickeln	Spielfreudige Gruppe nötig, Prinzip der Freiwilligkeit beachten, genügend Vertrauen muss vorhanden sein, eignet sich gut zur Entwicklung von Lösungsideen
8	Einpunktfrage	Ein Element der Moderationsmethode: Der Klebepunkt oder der gemalte Punkt auf einer definierten Skala verdeutlicht die Meinung der einzelnen, z. B. zu der Frage: Wie vertraut bin ich mit dem Problemorientierten Lernen (POL)? Sehr/ gar nicht?	Visualisierung der Gruppenmeinung	Nützlich für die Prozesssteuerung in Gruppen: Wo stehen wir gerade? Kann auch zu Beginn und zum Schluss eines Seminars eingesetzt werden, um den Lernzuwachs zu dokumentieren.
9	*Fishbowl* Diskussion	Die TN bilden zwei Gruppen: Eine kleinere Gruppe sitzt im Innenkreis, sie sind Experten für ein Thema oder vertreten ihre Gruppe nach arbeitsteiliger Gruppenarbeit. Die übrigen sitzen oder stehen im Außenkreis. Es gibt einen Stuhl mehr als TN, auf den sich Außenkreis-TN setzen können, wenn sie ein gutes Argument beitragen können. TN aus dem Innenkreis können in den Außenkreis wechseln, wenn sie keine Argumente mehr haben.	Ergebnissicherung im Plenum und Weiterführung des Themas anhand der offenen Fragen aus den Untergruppen; lebhafte Diskussion durch aktives Eingreifen aller möglich	Themen für die Diskussion sollten kontrovers/ neu sein, damit das Interesse erhalten bleibt. 15–20 Minuten.

Nr.	Name der Methode	Kurzbeschreibung	Ziel	Bemerkung
10	„Bienenkorb" (*Buzz Groups*)	Nach einem Referat/Vortrag oder einem provokativen Statement diskutieren die TN mit ihren Nachbarn die Thesen. Sie tauschen sich über das, was sie verstanden haben und über ihre Meinungen aus.	Die eigenen Gedanken sammeln, austauschen, weiterführen, sich aktiv am gedanklichen Prozess beteiligen	Senkung der Hemmschwelle für eine Diskussion, die sich im Plenum anschließen kann
11	Pro- und Contra-Diskussion	Plenum in mindestens zwei (oder vier) Untergruppen aufteilen und Argumente pro und contra sammeln lassen, danach die Debatte durchführen, Kontrahenten entsprechend platzieren, danach auswerten: Welche Argumente haben überzeugt, welche weniger?	Konzentration auf das Thema, Vorbereitung der Debatte, Durchführung der Debatte und Auswertung	Besonderen Pfiff bekommt die Übung, wenn man die TN, von denen man weiß, dass sie dafür sind, in die Contra-Gruppe bittet und umgekehrt. Das schult die Fähigkeit, sich in Personen mit konträrem Standpunkt hinein zu versetzen.
12	„Schmalzkringel" (*Doughnut* oder *Donut*)	TN sitzen im Kreis, jede/r denkt sich zwei knifflige Fragen zu zentralen Inhalten der Lehrveranstaltung aus. TN 1 formuliert eine Frage, die Gruppe beurteilt, ob die Frage fair ist, dann darf sie einem anderen Gruppenmitglied gestellt werden. Diese Person beantwortet die Frage, evtl. Korrektur durch die Gruppe oder die/den Lehrende/n und gibt die eigene Frage an ein anderes Gruppenmitglied weiter.	Eine selbst gesteuerte Übung zur Überprüfung des Gelernten	Alle TN sind beteiligt, Lehrstoff wird wiederholt und getestet, Lücken werden offenbar. Die Gruppe organisiert sich selbst, Lehrende/r als Korrektiv im Hintergrund. Alle überlegen sich zwei Fragen, eine in Reserve, falls andere sie schon gestellt haben.

Nr.	Name der Methode	Kurzbeschreibung	Ziel	Bemerkung
13	Blitzlicht	Reihum äußern sich alle TN zum Verlauf der Sitzung und darüber, wie zufrieden sie mit den Ergebnissen sind.	Klarheit über den Stand jedes einzelnen in der Gruppe, Möglichkeit zur Kurskorrektur	Die Äußerungen werden nicht kommentiert. Es gilt die 30 Sekundenregel.
14	*Take-home Message*	Zum Abschluss des Seminars die Essenz des Gelernten auf Zuruf schriftlich fixieren	Gelerntes sichern	Nach dem Blitzlicht oder anstelle des Blitzlichts

Anlage 6: Fragen zur Feinplanung (Dramaturgie)

Zum Thema der Lehrveranstaltung	
Wie heißt das Thema?	
Welche Ziele verfolge ich damit?	
Was ist der Kern des Themas, was müssen die Studierenden auf jeden Fall begriffen haben?	
Was wäre für die Gruppe eine knifflige Aufgabe, was würde sie herausfordern?	
Wie viel Zeit steht zur Verfügung?	
Welche Methoden eignen sich?	
Zur Leistungspersönlichkeit	
Wie stehe ich selbst zum Thema? (Lieblingsthema? Trocken, aber notwendig? etc.)	
Welche Erfahrungen habe ich damit?	
Wodurch kann es gelingen, das Thema zu einem besonderen Ereignis werden zu lassen?	

Anlage 7: Dramaturgie zum Thema ______________________

Dozentin/Dozent: ______________________ Gruppengröße: ______________________

Semester: ______________ MSM/RSM[53] Datum: ______________

Vorbereitung durch Studierende: ______________________________

Zeit	Arbeitsschritt	Ziel	Methode	Hilfsmittel

Nachbereitung durch Studierende: ______________________________

[53] MSM = Modellstudiengang Medizin; RSM = Regelstudiengang Medizin

Anlage 8: Nachbereitung der Fortbildung „Planung einer Lehrveranstaltung“[54]

Name des Dozenten/der Dozentin	
Datum/Ort der Lehrveranstaltung	
TeilnehmerInnen	Bitte führen Sie eine Bedarfsanalyse Ihrer Zielgruppe durch (s. Anlage 1).
Thema der Lehrveranstaltung	
Formulierung von Lernzielen	Bitte formulieren Sie die Grob- und Feinlernziele (s. Anlage 3).
Vor der Lehrveranstaltung:	Bitte füllen Sie die Fragen zur Feinplanung (s. Anlage 6) und einen Dramaturgiebogen aus (s. Anlage 7) und führen Sie die Lehrveranstaltung durch.
Nach der Lehrveranstaltung: Allgemeiner Eindruck: Was war gut/ nicht so gut? Wie war der Verlauf? Wie war die Zeitplanung? Wie passten die Methoden? Wie hat die Gruppe reagiert? Ist der Kern des Themas angekommen? Ist es gelungen, das Thema zu einem besonderen Ereignis werden zu lassen?	
Was würde ich beim nächsten Mal anders machen?	

[54] Um die Nachhaltigkeit des Gelernten zu sichern, müssen alle, die das Zertifikat „Medizinididaktik NRW“ erwerben wollen, zu jeder Präsenzveranstaltung eine Vor- und Nachbereitung anfertigen. Die in der Anlage vorgestellten Werkzeuge sollen im Lehralltag zur Anwendung gebracht werden.

Erläuterungen zur Nachbereitung der Fortbildung „Planung einer Lehrveranstaltung"

In der Nachbereitung zu unseren Fortbildungen geht es um die Anwendung der vorgestellten Planungsinstrumente in den Lehralltag. Dazu senden wir den Teilnehmerinnen und Teilnehmern ausgewählte Arbeitsblätter der Fortbildung digital zu und bitten sie, diese am PC auszufüllen und an uns zurückzusenden. Folgende Erläuterungen bieten wir an:

Die Nachbereitung soll zeitlich sechs Unterrichtsstunden umfassen, und die Bearbeitung soll so sein, dass jemand, der nicht dabei ist, sich ein Bild von der Lehrveranstaltung machen kann. Bitte formulieren Sie ganz Sätze, füllen das vorgegebene Feld aus und erläutern Sie Ihre Beobachtungen. Vielleicht liefert ein mitgeschickter Vortrag ein genaueres Bild?
Die Nachbereitung ist inhaltlich so gegliedert, dass Sie in der Vorbereitung Ihrer Lehrveranstaltung

- die Lernziele definieren,
- eine Bedarfsanalyse der Zielgruppe durchführen,
- Fragen zur Feinplanung beantworten
- und den Dramaturgiebogen ausfüllen.

Bezüglich der Lernziele formulieren Sie bitte ein Grobziel für die gesamte Veranstaltung und mehrere Feinziele. Wählen Sie für die Feinlernziele den für Ihre Veranstaltung relevanten Bereich aus (kognitiv, anwendungsbezogen, auf professionelles Verhalten bezogen) und bestimmen die Tiefe (0–3) des Lernziels. Eine Antwort pro Feld genügt. Formulieren Sie analog zu den Beispielen aus der Fortbildung (Hospitationsportfolio Allgemeinmedizin).
Wenn die Planung abgeschlossen ist, führen Sie die Lehrveranstaltung durch und reflektieren anhand der nachbereitenden Fragen, wieweit Ihre Planung gepasst hat und was in Zukunft verändert werden sollte.

Curriculum Naturheilverfahren und Komplementärmedizin

Beate Stock-Schröer

Gliederung der Unterrichtseinheiten

Die Unterrichtseinheiten sind alphabethisch sortiert und nach einem einheitlichen Schema aufgebaut:

Zunächst wird ein kurzer geschichtlicher Abriss gegeben, dem eine Definition/ eine Charakterisierung des Heilverfahrens folgt. Anschließend werden die Grundprinzipien, Formen oder Schulen sowie die verschiedenen Wirkprinzipien dargestellt. Indikationen und Kontraindikationen stellen den Abschluss der Beschreibung dar.

Am Ende jedes Kapitels findet sich eine Auflistung aktueller Studien bzw. Publikationen zu dem jeweiligen Therapieverfahren. Dazu wurden Publikationen für den Zeitraum von 2004 bis Mitte 2012 zu den einzelnen Therapieverfahren mithilfe von PubMed ausgewählt. In der Regel sollten nicht mehr als fünf Referenzen pro Kapitel bzw. drei pro Unterkapitel aufgelistet werden. Die Suche erfolgte nicht systematisch, sondern soll eine Reihe von gut publizierten Beispielen zeigen; sie schloss folgende Rubriken ein, die nach Evidenzgraden (soweit vorhanden) sortiert wurden:

- Metaanalysen
- Systematische Reviews
- Randomisierte klinische Studien (RCTs)

Die PowerPoint-Präsentationen zu den einzelnen Themengebieten dienen als Ergänzung und Veranschaulichung der theoretischen Ausführungen im folgenden Teil.

Nicht zu allen Kapiteln gibt es einen Vortrag auf der CD. Die vorhandenen Vorträge wurden freundlicherweise von den Autorinnen und Autoren zur Verfügung gestellt, deren Namen am Ende dieses Beitrages aufgelistet werden.

Naturheilverfahren

Ausleitende Verfahren

Geschichte

- Humoralpathologie von Hippokrates (ca. 460–377 v. Chr.) als Ausgangspunkt der klassischen europäischen Medizin
- Vier-Säfte-Lehre (Blut, Schleim, schwarze und gelbe Galle)
- Krankheit = fehlerhafte Zusammensetzung der vier Kardinalsäfte
- Im Mittelalter waren die Ausleitenden Verfahren gängige Arztpraxis. Hier finden sich viele Schriften über die Zusammenhänge von Körperinnerem und der Reinigung kranker Organe über Ausscheidung, z. B. über die Haut.
- Paracelsus (1493–1554) als bekanntester Vertreter im Mittelalter
- Im 19. Jh. Abkehr von den Ausleitenden Verfahren durch Entwicklung der naturwissenschaftlichen Medizin (z. B. Arbeiten von Virchow, 1821–1902)
- Im 20. Jh. wieder Verbreitung durch Aschner (1883–1960) und die „Aschner-Verfahren".
- Im 21. Jh. große Zunahme an allen ausleitenden Verfahren in Forschung und Praxis, hier vor allem der Einsatz von Blutegeln und Schröpfen

Definition

Ausleitende Verfahren wollen die Heilung von Krankheiten durch Ableitung oder Ausscheidung je nach der individuellen Konstitution erreichen. Extern angewendete Verfahren sind z. B. Aderlass, Blutegeltherapie, Schröpfen (blutig, trocken) und seltener Baunscheidtverfahren und Cantharidenpflaster. Interne Anwendungen umfassen abführende Maßnahmen (Laxanzien), harnflussfördernde Mittel (Diuretika), Fasten, Aktivierung des Schweißflusses (Diaphoretika) und seltener Brechmittel (Emetika), Aktivierung der Gallentätigkeit (Cholagoga) und Aktivierung der Menstruation (Emmenagoga).

Konstitutionslehre als Grundlage

- Die Therapieentscheidung für eines der Ausleitenden Verfahren erfolgt nach Beurteilung der Konstitution (des Konstitutionstyps) des Patienten.
- Unter Konstitution versteht man eine über längere Lebensabschnitte bestehende Gesamtheit körperlicher, seelischer und geistiger Anlagen eines Individuums, verbunden mit einer auf bestimmte Organsysteme bezogene Reaktionsweise auf Belastungen.

Verschiedene Arten der Konstitutionstypologie

- Humoralpathologische Temperamentenlehre:
  - Phlegmatiker
  - Sanguiniker
  - Melancholiker
  - Choleriker
- Kretschmer (1888–1964) unterscheidet abhängig vom Körperbau in:
  - Astheniker
  - Pykniker
  - Athletiker
- Aschner (1883–1960) unterscheidet die Konstitutionstypen nach dominierenden Organsystemen:
  - Lymphatisches System
  - Verdauungssystem
  - Nervensystem
  - Skelettsystem

Wirkmechanismen der einzelnen Verfahren

- Aderlass: hämorheologische und hämodynamische Wirkung; Senkung des Hämatokrit-Wertes im Blut, Verbesserung der Sauerstoffversorgung
- Blutegel: Mikroaderlass (40 ml); antiphlogistische, gerinnungshemmende und schmerzlindernde Substanzen im Speichel des Blutegels; bisher identifiziert: Hirudin, Eglin, Bdellin, Histamine, Hyarolonidasen, Kollagenasen
- Schröpfen (trocken): Wirkung über Head-Zonen, Erzeugung einer lokalen Hyperämie; daraus folgen in dieser Region des Körpers verstärkte Stoffwechselvorgänge, Sauerstoffversorgung, Aktivierung der neurovegetativen Rezeptoren.
- Schröpfen (blutig): Wirkung im jeweiligen Segment; lokaler Aderlass, Verringerung des Tonus in der Muskulatur, Stimulierung der Hautrezeptoren, Schmerzreduktion
- Purgation (Einsatz von Laxanzien): z. B. salinische Abführmittel (Glaubersalz, Bittersalz); darin enthaltene Sulfationen werden nicht resorbiert, was zur Erhöhung des intraluminalen osmotischen Drucks führt. Daraus folgt eine Darmwanddehnung, eine Auslösung der Darmperistaltik. Durch hohen Gehalt an Bitterstoffen entsteht ein zusätzlicher choleretischer Effekt.

Hauptindikationen

- Aderlass: Erkrankungen des Stoffwechsels, Hämatokritwerte über 40 Vol. %, arterielle Verschlusskrankheiten
- Blutegel: venöse Stauungen, Insuffizienzen, Gonarthrose, Rhizarthrose, Ulcera cruris
- Schröpfen: Rheumatische Erkrankungen, WS-Syndrome, Brachialgien, Verspannungen
- Purgation: begleitend bei diätetischen Maßnahmen (Heilfasten), bei Obstipation, Reizdarm, Migräne, dermatologischen Erkrankungen

Die wichtigsten Kontraindikationen

- Aderlass: Kinder, ältere Menschen, Hypotonie, Anämie, akute Diarrhöe
- Blutegel: Hämorrhagische Diathese, Blutgerinnungsstörungen, Anämie, akute Magen-Darmgeschwüre, Allergien auf einen der Inhaltsstoffe (**Achtung:** Längeres Nachbluten möglich!)
- Schröpfen: lokale Hautentzündungen, Marcumar-Medikation
- Purgation: schwere Herzinsuffizienz NYHA III u. IV, entzündliche Darmerkrankungen, Hypokaliämie, Schwangerschaft

Wissenschaft

Cao H, Li X, Liu J: An updated review of the efficacy of cupping therapy. PLoS One. 2012; 7 (2): e31793.

Houschyar KS, Lüdtke R, Dobos GJ, Kalus U, Broecker-Preuss M, Rampp T, Brinkhaus B, Michalsen A: Effects of phlebotomy-induced reduction of body iron stores on metabolic syndrome: results from a randomized clinical trial. BMC Med. 2012; 10: 54.

Lauche R, Cramer H, Langhorst J, Dobos G: A Systematic Review and Meta-Analysis of Medical Leech Therapy for Osteoarthritis of the Knee. Clin J Pain. 2013 [Epub ahead of print].

Ogal HP, Hafer J, Monz S: Ausleitende Verfahren in der Schmerztherapie, Eine Übersicht. Schweiz Z Ganzheitsmed. 2012; 24 (1): 37–44.

Rampp T, Michalsen A, Lüdtke R, Musial F, Kremer G, Dobos GJ: Schmerzlindernde Wirkung von Cantharidenpflaster bei lumbaler Spinalkanalstenose. Forsch Komplement Med. 2009; 16 (4): 246–250.

Balneotherapie

Geschichte

- Erste Hinweise auf Wasserkuren im alten Rom durch den Arzt Aulus Cornelius Celsus (ca. 1. Jh. n. Chr.)
- Im 17. und 18. Jh. von Dr. J. Hahn und Prof. F. Oertel Anwendung von vorwiegend kalten Wasserkuren
- Weiterentwicklung durch den „Wasserdoktor" Vinzenz Prießnitz (1799–1851); Einrichtung der ersten Wasserheilanstalt; die Wasserkuren gelten als Beginn der modernen Naturheilkunde.
- Bedeutendster Vertreter der naturgemäßen Wasserbehandlung im 19. Jh. ist Pfarrer Sebastian Kneipp (1821–1897). Er entwickelte die fünf Säulen der Naturheilkunde: Hydrotherapie, Bewegungstherapie, Ernährungstherapie, Phytotherapie und Ordnungstherapie und wendete sie in Kurform an.
- Seit Anfang des 20. Jh. Errichtung zahlreicher Kurkliniken; die Kur wurde zum Bestandteil der Krankenkassenleistungen; Entstehung der ersten Rehakliniken

Definition

Balneotherapie ist die therapeutische Anwendung des Badens in Heilwässern natürlicher Herkunft (Hydrotherapie lässt sich überall anwenden). Sie umfasst Badekuren in Heilbädern an ausgewählten Orten, Trinkkuren, Inhalationen und die Anwendung von Peloiden.

Klassifikation der Heilwässer

- Wässer mit > 1 g Mineralstoffe in 1 Liter Wasser: Chlorid-, Hydrogencarbonat-, Carbonat-, Sulfatwässer

- Wässer mit speziellen biologisch aktiven Wirkstoffen: z. B. Eisen, Fluor, Jod, Schwefel, Radon, Kohlendioxid
- Wässer mit gleich bleibender Wärme (Therme) oder Überwärmungsbad: Thermalbäder
- Bäder mit Zusätzen: Kräuter, Moor, O_2, CO_2

Wirkprinzipien

- Physikalische Kräfte
- Chemische Eigenschaften
- Aktivierung der körpereigenen Regulations- und Selbstheilungskräfte
- Unspezifische Wirkungen

Spezielle Heilbäder

- Kohlensäurebäder, Kohlensäuregasbäder
- Schwefelbäder
- Bäder mit radioaktiven Wässern (Radonbäder)
- Solebäder
- Jodbäder
- Bäder in eisenhaltigen Wässern
- Wildwasserbäder
- Medizinische Bäder

Peloide

- Badetorfe
- Heilerden, Heilschlamme
- Schlicke

Trinkkuren

- Wirkungen einzelner Heilwässer beim Trinken
- Trinken beim Umhergehen (Wandelhallen)

Inhalationen

- Chlorid-(Sole-)Wässer bei bronchitischen Erkrankungen
- Einatmen der natürlich vorkommenden Heilgase
- Inhalation vernebelter spezieller Flüssigkeiten

Indikationen (ausgewählte Beispiele)

- **Radon**: Rheumatoide Arthritis im nicht akuten Stadium, Morbus Bechterew, Schmerzbehandlung bei Radikulitis, Neuritis, Neuralgie, Hypertonie Stadium I und II WHO, Sklerodermie, Osteoporose
- **Schwefel**: rheumatischer Formenkreis, Hauterkrankungen, gynäkologische Erkrankungen, HNO-Erkrankungen (Spülungen), Atemwegserkrankungen (Inhalation), Gefäßerkrankungen, Kreislauferkrankungen
- **Kohlensäure**: Mikrozirkulationsstörungen der Haut, Trophisch bedingte Ulcera der Haut, venöse Ulcera, arterielle Verschlusskrankheiten in jedem Stadium, funktionelle arterielle Durchblutungsstörung, Verdauungsstörungen (Trinkkuren sind verdauungsanregend), urologische Erkrankungen (Trinkkuren)
- **Sole**: Hauterkrankungen, Atemwegserkrankungen (Inhalation)
- **Peloide**: subakute und chronische Stadien degenerativer und entzündlicher WS- und Gelenkerkrankungen, Durchblutungsstörungen, chronische Entzündungen im Gastrointenstinal- und Urogenitaltrakt, gynäkologische Erkrankungen

Kontraindikationen

- Generell: fieberhafte und infektiöse Erkrankungen
- Insuffizienz von Herz-Kreislaufsystem und Nierenfunktion
- Schädigung und Überempfindlichkeiten des Gastrointestinaltraktes

Wissenschaft

Dubois O, Salamon R, Germain C, Poirier MF, Vaugeois C, Banwarth B, Mouaffak F, Galinowski A, Olie JP: Balneotherapy versus paroxetine in the treatment of generalized anxiety disorder. Complement Ther Med. 2010; 18 (1): 1–7.

Kamioka H, Tsutani K, Okuizumi H, Mutoh Y, Ohta M, Handa S, Okada S, Kitayuguchi J, Kamada M, Shiozawa N, Honda T: Effectiveness of aquatic exercise and balneotherapy: a summary of systematic reviews based on randomized controlled trials of water immersion therapies. J Epidemiol. 2010; 20 (1): 2–12.

Kilicoglu O, Dönmez A, Karagülle Z, Erdogen N, Akalan E, Temelli Y: Effect of balneotherapy on temporospatial gait characteristics of patients with osteoarthritis of the knee. Rheumatol Int. 2010; 30 (6): 739–747.

Verhagen AP, Cardoso JR, Bierma-Zeinstra SM: Aquatic exercise and balneotherapy in musculoskeletal conditions. Best Pract Res Clin Rheumatol. 2012; 26 (3): 335–343.

Verhagen A, Bierma-Zeinstra S, Lambeck J, Cardoso JR, de Bie R, Boers M, de Vet HCW: Balneotherapy for osteoarthritis. A Cochrane review. J Rheumatol. 2008; 35 (5): 1118–1123.

Bewegungstherapie

Geschichte

- Belege für Bewegungstherapie in Indien und in China 1000 v. Chr.; unter Kung-Futse (551–479 v. Chr.) Übungen bei Asthma, Nierenschmerzen, Magenbeschwerden u. a., Anwendung durch Asklepiades, Celsus, Galen, Hippokrates; im 18. Jh. durch Hufeland; im 19. Jh. als Heilturnen, Heilgymnastik (Peer Hendrik Ling, 1776–1839, Schwedische Gymnastik)
- Bewegungsdefizit in den industrialisierten Ländern durch Lebensstilveränderung und damit verbunden: Unterforderung des Herz-Kreislauf- und Atmungssystems sowie der Muskulatur und des Knochensystems; resultierende Erkrankungsrisiken
- Bewegungstherapie als essentieller Bestandteil in der Primär- und Sekundärprävention, in der Therapie chronischer und akuter internistischer, orthopädischer, traumatologischer und psychiatrischer Krankheitsbilder und in der Rehabilitation
- Bewegungstherapie als eine der fünf Behandlungssäulen in der Naturheilkunde (die anderen: Wasser, Ernährung, Heilpflanzen und Lebensordnung)
- Differenzierung von Bewegungstherapien:
  a) indikations- und organsystembezogene Bewegungstherapie und Krankengymnastik (Rückenschule, Frühmobilisierungsprogramme)
  b) ganzheitlich/psychosomatisch orientierte Bewegungstherapien (Feldenkrais, Qigong, Heileurhythmie u. a.)

Definition

Bewegungstherapie ist die angeleitete strukturierte Durchführung von bestimmten Bewegungsübungen, die der Funktionserhaltung und Funktionsverbesserung einzelner Organsysteme oder des Gesamtorganismus des Menschen dienen, also die Anwendung von körperlich anstrengenden Aktivitäten für die Behandlung oder Prävention von Krankheiten und behindernden Konditionen.

Formen der Bewegungstherapie

- Ausdauertraining (Walking, Jogging u. a.)
- Kraft-, Kräftigungstraining
- Sporttherapie, Beschäftigungs-/ Ergotherapie
- Feldenkrais-Methode, Alexandertechnik, Atemtherapie
- Rhythmische Gymnastik, Tanztherapie
- Qigong, Tai-Chi, Yoga
- Wassergymnastik
- Krankengymnastik; aktiv/ passiv geführte Bewegungstherapie (z. B. auf neurophysiologischer Grundlage), Brügger, Bobath, Vojta; Manuelle Medizin; Atemtherapie
- Ganzheitlich orientierte Bewegungstherapie einschließlich gedanklich-konzentrativer Methoden

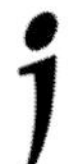

Sonderfall Krankenpflege

- Prophylaktische Maßnahmen (z. B. zur Vermeidung von Pneumonie, Thrombose)
- Aufbau und Erhaltung natürlicher Funktionen (z. B. Muskelmasse und -funktion, Knochen- und Gelenksystem, Kreislaufsystem, Vigilanz und neurologische Funktionen)
- Rehabilitation (z. B. nach Herzinfarkt, nach neurologischen Komplikationen, nach konsumierenden Erkrankungen, postoperativ)
- Krankengymnastik im engeren Sinne: Trainieren und Verbessern von Organfunktionen

Physiologische Grundlagen des Muskeltrainings

- Isometrische, dynamische und isokinetische Muskeldehnung; aerobe und anaerobe Muskelarbeit, *steady state*-Bedingungen unter Belastung, Muskelermüdung
- Kraft, Schnelligkeit, Flexibilität, Koordination
- Trainingshäufigkeit und Umfang
- Trainingsintensität: Ausrichten an der Pulsfrequenz
- Trainingsmethoden: Dauerbelastung versus Intervalltraining

Wirkungen auf die Organsysteme

Muskulatur und Nervensystem

- Verbesserung des aeroben Stoffwechsels durch Vermehrung und Vergrößerung der Mitochondrien bei Ausdauertraining
- Aktivität verschiedener Lipasen nimmt zu → verbesserte Utilisation freier Fettsäuren → verringerter Abfall der Blutzuckerkonzentration
- Stärkere Kapillarisierung der Muskulatur, Kapillardichte pro Muskelfaser bei Trainierten ca. zwei- bis dreimal so hoch wie bei Untrainierten
- Durch Krafttraining zunächst Verbesserung der intra- und intermuskulären Koordination: Aktivierung möglichst vieler motorischer Einheiten, verbessertes Zusammenspiel von Agonisten und Synergisten
- Hypertrophie der Muskulatur durch Dickenzunahme der einzelnen Muskelfasern bei Zunahme der kontraktilen Proteine in den einzelnen Fasern, Verletzungsgefahr nimmt ab
- Erlernen neuer Bewegungsmuster, Verbesserung von Haltung und Beweglichkeit
- Bewegung im Wasser führt zur Kräftigung der Muskulatur durch erhöhten Widerstand, Massagewirkung durch das Wasser

Skelett

- Knochendichte nimmt zu, Verstärkung der Spongiosa und Verdickung der Corticalis (Osteoblastentätigkeit wird durch Belastung des Knochens angeregt)
- Gelenkknorpel verdickt durch vermehrte Flüssigkeitsfüllung bei häufigem Wechsel von Kompression und Entlastung
- Bei der Bewegungstherapie im Wasser werden Wirbelsäule und Gelenke geschont (Auftrieb des Wassers).

Herz-Kreislauf

- Verringerung der Herzfrequenz in Ruhe und unter Belastung
- Volumenhypertrophie des Herzens, nur geringe Dickenzunahme der Herzmuskulatur
- Ökonomisierung der Herzarbeit
- Verringerung des Blutdrucks
- Steigerung der maximalen Sauerstoffaufnahme
- Verbesserung der körperlichen Leistungsfähigkeit bei Herzinsuffizienz durch Ökonomisierung der peripheren Muskulatur

Atmung

- Atemminutenvolumen unter Belastung deutlich erhöht
- Bei Trainierten zunächst tiefere Atmung, erst dann Steigerung der Atemfrequenz

Stoffwechsel, Endokrinum und Immunsystem

- Steigerung der Insulinwirkung und der Glucosetoleranz
- Reduktion einer Hyperinsulinämie
- Hinweise, dass kurzfristige körperliche Aktivitäten eher immunstimulierende Effekte (durch Anstieg der T-Lymphozyten) haben, längere körperliche Belastungen kurzfristig eher immunsuppressiv wirken.

Psyche und vegetatives Nervensystem

- Positive Beeinflussung der Befindlichkeit in mehreren Bereichen durch körperliches Training: Angstlösung und mentale Entspannung, Verminderung der Depressivität, verbessertes Schlafverhalten, Verringerung der REM-Schlafphasen, Steigerung des Wohlbefindens durch Endorphinausschüttung bei körperlicher Belastung
- Harmonisierung des Sympathico- und Parasympathicotonus

Indikationen

Bewegungstherapie ...

... *nach Herzinfarkt*: Frühmobilisierungsprogramme, Bewegungstraining in der Rehabilitation, Ausdauertraining = „Koronarsport" (Training, Entspannungstherapie, psychosoziale Stützung)

... *bei Bluthochdruck*: RR-adaptiertes Ausdauertraining

... *bei obstruktiven Atemwegserkrankungen*: Asthma-Schulung, Atemtherapie (Hustenschulung, Übungen zur Sekretbewältigung)

... *bei Adipositas, Hyperlipidämie und Diabetes*: Bewegungstherapie in Verbindung mit Ernährungstherapie
Achtung: Voruntersuchungen sind notwendig. Trainingsbedingungen besonders bei Diabetes beachten!

... *bei Osteoporose*: Ausdauertraining (Walking), Muskelaufbau der Rückenstrecker, Brügger-Konzept

... *bei chronisch-venöser Insuffizienz:* Thromboseprophylaxe-Übungen

... *bei entzündlichen rheumatischen Erkrankungen*: gelenkstabilisierende Bewegungsübungen, Kontrakturprophylaxe, schmerzlindernd, entzündungshemmend (z. B. bei Morbus Bechterew)

... *bei nicht entzündlichen rheumatischen Erkrankungen*: Kräftigungs- und Mobilisierungstraining (z. B. bei Hüft- und Kniegelenks-Arthrose)

... *bei gynäkologischen Erkrankungen:* Schwangerschaftsgymnastik, Beckenbodengymnastik

... *bei onkologischen Erkrankungen*: moderates Ausdauertraining zur Verbesserung von Immunsystem und psychologischen Parametern
... *bei Depressionen*: Ausdauertraining, Belastung individuell je nach Trainingsstand und Alter zur Verbesserung des körperlichen und psychischen Wohlbefindens
... *bei Fibromyalgie*: moderates Ausdauertraining (z. B. Laufen, Gehen, Schwimmen, Radfahren, Wandern) zur Verbesserung von Allgemeinbefinden und physikalischen Parametern

Physiotherapie

Physiotherapie beschreibt eine spezifische Behandlung mit sowohl aktiven als auch passiven Bewegungsformen bei muskuloskeletalen und neurologischen Erkrankungen. Folgende, z. T. komplexe Konzepte sind Grundlagen für therapeutische Interventionen bei diversen Funktionsstörungen:

- Klappsches Kriechen (nach Rudolf Klapp): Verbesserung der Thoraxmobilisation
- Brügger: Beseitigung von Störfaktoren, die den so genannten Nozizeptiven Somatomotorischen Blockierungseffekt auslösen
- Schroth: Skoliosebehandlung nach Katharina Schroth
- Rückenschule: Schulung von WS-Streckern und Beugern einschließlich Entspannung
- PNF (Propiozeptive Neuromuskuläre Fazilitation): über neuromuskuläre Reize wird Einfluss auf die Muskelspannung genommen mit dem Ziel der Kräftigung oder Entspannung des Muskels.
- Bobath-Therapie: für Erwachsene und Kinder mit zerebraler Bewegungsstörung, neurologischen und neuromuskulären Erkrankungen
- Vojta-Therapie: Reflexlokomotion bei Patienten mit geschädigtem Zentralnervensystem und Bewegungsapparat
- Stemmführung nach Brunkow: Verbesserung der isometrischen Ganzkörperspannung, Stabilisierung der Gelenke, Tonusregulation

Hippotherapie

- Bewegungstherapeutisches Konzept, bei dem die Bewegung des Pferderückens die eigentliche Therapie ist; der Patient sitzt passiv auf dem Pferd (im Gegensatz dazu: therapeutisches Reiten).
- Bewegungsimpulse werden über den Pferderücken auf das Becken des Patienten übertragen; intensives Training der Rumpfmuskulatur, Mobilisation der Wirbelsäule, Balance und Gleichgewichtsschulung, Stärkung der schwachen Muskulatur.
- Zentralneurologische Bewegungsstörungen mit pathologischen Reflexmechanismen bei Kindern als Folge frühkindlicher Hirnschädigung (infantile Cerebralparese), bei Erwachsenen mit posttraumatischer, postentzündlicher und degenerativer, neurologischer Symptomatik (z. B. Multiple Sklerose)
- Die Hippotherapie ist als kassenpflichtige, medizinische Maßnahme in Deutschland anerkannt und erfordert eine Ausbildung zum Physiotherapeuten mit Zusatzqualifikation.

Psychosomatisch orientierte/ konzentrative Bewegungstherapien

- Bewegungsabläufe wirken auf Innerpsychisches und/ oder auf funktionelle Abläufe
- Bewusstwerdung von Bewegungsmustern, Erleben von freierer, verbesserter äußerer und innerer Beweglichkeit, Schaffung körperlicher Ausdrucksmöglichkeiten
- Beispiele:
  - Feldenkrais
  - Eutonie
  - Konzentrative Bewegungstherapie
  - Heileurhythmie (Anthroposophische Medizin)
  - Qigong (TCM)
  - Progressive Muskelentspannung nach Jacobson
  - Lösungs- und Atemtherapie nach Schaarschuch

Kontraindikationen

- Absolute Kontraindikation
  - Akut entzündliche Muskelerkrankungen
  - Drohende Frakturen
  - Dekompensierte kardiopulmonale Erkrankungen
- Relative Kontraindikationen
  - Teilkompensierte kardiopulmonale Erkrankungen
  - Fortgeschrittene onkologische Erkrankungen
  - Immundefekte; Z. n. Organtransplantation

Wissenschaft

Cramp F, Byron-Daniel J: Exercise for the management of cancer-related fatigue in adults. Cochrane Database Syst Rev. 2012; 11: CD006145.

Hernandez-Molina G, Reichenbach S, Zhang B, Lavalley M, Felson DT: Effect of therapeutic exercise for hip osteoarthritis pain, Results of a meta-analysis. Arthritis Rheum. 2008; 59 (9): 1221–1228.

Herring MP, Puetz TW, O'Connor PJ, Dishman RK: Effect of exercise training on depressive symptoms among patients with a chronic illness. A systematic review and meta-analysis of randomized controlled trials. Arch Intern Med. 2012; 172 (2): 101–111.

Kelley GA, Kelley KS, Hootman JM, Jones DL: Exercise and gobal well-being in community-dwelling adults with fibromyalgia. A systematic review with meta-analysis. BMC Public Health. 2010; 10 (198): 1–11.

Klein G, Mehlman CT, McCarty J: Nonoperative treatment of spondylolysis and grade I spondylolisthesis in children and young adults. A meta-analysis of observational studies. J Pediatr Orthop. 2009; 29 (2): 146–156.

Chronomedizin

Geschichte

- Grundlage der Chronomedizin ist die Chronobiologie: Biologische Abläufe in Natur und Lebewesen unterliegen Rhythmen; endogene und exogene Auslöser
- Schon in der griechischen Mythologie gibt es neben dem Gott der Zeit bzw. des „Zeitabschnitts" *(chronos)* den als Gottheit bezeichneten Begriff für den „richtigen Zeitpunkt" *(kairos).*
- Im *Corpus Hippocraticum,* einer Sammlung von mehr als 60 antiken, medizinischen Texten (500 v. Chr. bis 200 n. Chr.), erste Zusammenhänge zwischen Einhaltung der biologischen Rhythmen und Gesundheit
- In den meisten Medizinsystemen spielt die sogenannte „innere Uhr" eine große Rolle für das Verständnis von Lebensprozessen und deren zeitlichen Abläufen.
- Die Bedeutung für den therapeutischen Einsatz hat in den letzten Jahrzehnten zugenommen.

Definition

Die Chronomedizin beschäftigt sich mit den von biologischen Rhythmen (Tages- und Jahreslauf) beeinflussten physiologischen Schwankungen im menschlichen Organismus. Diese Rhythmen sind sowohl bei der Diagnostik (z. B. Zeitpunkt für die Laborproben), als auch bei der Therapie (z. B. Zeitpunkt der Intervention) zu berücksichtigen. Während der gesunde Organismus die Fähigkeit besitzt, die Rhythmen zu synchronisieren, vermag der kranke eine Regulationsstörung kaum oder nicht zu kompensieren. Die Einteilung der Rhythmen erfolgt in ultradian (Sekunden bis Stunden), zirkadian (24 Stunden), zirkaseptan (wöchentlich), zirkaanual (einjährig) und infraanual (mehrjährige sich wiederholende Rhythmen).

Wirkungen

- Verschiedene Formen von rhythmischen Prozessen; man unterscheidet die exogen induzierten (Licht, Temperatur) von den endogen induzierten (Hormone, Stoffwechselvorgänge). Licht ist für den zirkadianen Rhythmus am bedeutendsten.
- Die *Clock*-Gene (Uhren-Gene) finden sich beim Menschen im *Nucleus suprachiasmaticus* (SCN). Dieser liegt hinter dem *Chiasma opticum*, reagiert auf Lichtreize und bewirkt z. B. die Freisetzung von Hormonen. Daneben sind Epiphyse und der Sehfarbstoff Melanopsin wichtig in der Biorhythmik.
- „Organuhr" dient in der komplementärmedizinischen Therapie als Orientierung, inwieweit die Uhrzeit, bei der Symptome auftreten, mit der gerade hohen Stoffwechselaktivität eines bestimmten Organs in Zusammenhang gebracht werden kann; maximale Aktivität der Leber z. B. nachts zwischen 1 und 3 Uhr
- Folgende physiologischen Prozesse unterliegen dem zirkadianen Rhythmus: Körpertemperatur, Hormonproduktion und -freisetzung, Herz-Kreislaufsystem, körperliche und psychische Leistungsfähigkeit, Schlaf–Wach-Rhythmus

Chronopathologie und Chronopharmakologie

Die **Chronopathologie** beschäftigt sich mit den verschiedenen Phänomenen, die eine Normabweichung im zeitlichen Verlauf der biologischen Prozesse verursachen. Hierzu gehören neben der Diagnose Charakteristika, Ursachen und die therapeutische Konsequenz. Die **Chronopharmakologie** versucht, den Einsatz von Medikamenten in die jeweilige sensible Phase im zirkadianen Rhythmus zu koordinieren. Dazu gehören Erkenntnisse aus der Schmerztherapie für Lokalanästhetika, nicht steroidale Antirheumatika (NSAR), Antirheumatika.

Chronomedizin und Naturheilverfahren

- Wichtige Komponente der Ordnungstherapie (Chronohygiene)
- Lichttherapie als zeitordnende Therapie (Neuchronisierung der inneren Uhr)
- Ernährungstherapie: Regelmäßige Mahlzeiten mit je nach Tageszeit angepasster Nährstoffzusammensetzung
- Für sämtliche klassischen Naturheilverfahren (vor allem Bewegungstherapie und Hydrotherapie) zur Unterstützung geeignet.

Indikationen

- Essstörungen
- Schlafstörungen
- Depressionen
- Morbus Alzheimer
- Konzentrationsschwäche, Nervosität, Unruhezustände
- Nierenfunktionsstörungen
- Schichtarbeit
- Jetlag

Wissenschaft

Ávila Moraes C, Cambras T, Diez-Noguera A, Schimitt R, Dantas G, Levandovski R, Hidalgo MP: A new chronobiological approach to discriminate between acute and chronic depression using peripheral temperature, rest-activity, and light exposure parameters. BMC Psychiatry. 2013; 13: 77.

Giacchetti S, Dugué PA, Innominato PF, Bjarnason GA, Focan C, Garufi C, Tumolo S, Coudert B, Iacobelli S, Smaaland R, Tampellini M, Adam R, Moreau T, Lévi F; ARTBC International Chronotherapy Group: Sex moderates circadian chemotherapy effects on survival of patients with metastatic colorectal cancer: a meta-analysis. Ann Oncol. 2012; 23 (12): 3110–3116.

Luu KT, Raber SR, Nickens DJ, Vicini P: A model-based meta-analysis of the effect of latanoprost chronotherapy on the circadian intraocular pressure of patients with glaucoma or ocular hypertension. Clin Pharmacol Ther. 2010; 87 (4): 421–425.

Eigenbluttherapie

Geschichte

- Erste Anwendungen in Deutschland von dem Chirurgen August Bier Anfang des 20. Jh.: lokal injiziertes natives Eigenblut bei Frakturen beschleunigt Heilung.
- Rasche Verbreitung der Therapie in ganz Europa zwischen 1900 und 1945
- Verschiedene Indikationsspektren und Aufbereitungstechniken; bereits in den 1930er Jahren Modifikation durch Bestrahlung des Blutes mit UV-Licht und Anreicherung des Blutes mit Sauerstoff
- Seit den 1960er Jahren Rückgang der Eigenbluttherapie in der Praxis; Grund: Entdeckung der Sulfonamide und zunehmende Behandlung von Infekten mit Antibiotika
- Heute vor allem in naturheilkundlich arbeitenden Praxen angewendet

Definition

Eigenbluttherapie ist die Anwendung von patienteneigenem Blut entweder nativ oder durch verschiedene Verfahren oder Substanzen aufbereitet bzw. angereichert. In der Regel erfolgt die Entnahme des Blutes aus der Armvene, die Verabreichung per Injektion intrakutan, subkutan oder intramuskulär. Injektionsstellen richten sich nach den Head-Zonen, nach Gelenken oder bei Lungenerkrankungen paravertebral. Bei potenziertem Eigenblut (Dilution) erfolgt die Gabe oral.

Formen der Eigenbluttherapie

- Native Eigenblutbehandlung mit unbehandeltem Eigenblut
- Behandlung mit extrakorporal UV-bestrahltem Eigenblut

- Hämatogene Oxidations-Therapie (HOT): Blut wird mit Sauerstoff aufgeschäumt und mit UV-Licht bestrahlt.
- Hämatolysiertes Eigenblut: natives Blut wird mit destilliertem Wasser gemischt.
- Ozonbehandeltes Eigenblut: unterschieden in große Eigenblutbehandlung (Blut wird mit Ozon und Natriumacetat gemischt) und kleine Eigenblutbehandlung (nur mit Ozon angereichert)
- Potenziertes Eigenblut nach Imhäuser: Blut wird mit Natriumcitrat versetzt und nach dem Deutschen Homöopathischen Arzneibuch (HAB) potenziert.
- Eigenblut wird mit z. B. homöopathischen Substanzen vermischt und reinjiziert.
- Hämoaktivator nach Garthe/ Höveler: hämolysiertes Eigenblut wird mit UV, Elektrolyse behandelt und gleichzeitig geschüttelt.

Wirkungen

- Physiologische und klinische Wirkungen erklären sich durch eine Stimulierung und ggf. Modulation des Immunsystems: Umstimmungstherapie.
- Einzelne Behandlungsformen des Eigenblutes vor Injektion beruhen auf der Annahme, dass die jeweilige Veränderung des Blutes spezifischere und oder größere Effekte verursacht.
- UV-Bestrahlung denaturiert bestimmte Eiweiße (z. B. Albumin), so dass der Körper zu einer Reaktion auf diese Störgröße gezwungen wird.
- Genaue Wirkmechanismen sind bislang nicht bekannt.

Indikationen

- Chronische und akute Infekterkrankungen: HNO-Erkrankungen, Bronchitis, urologische und gynäkologische Grunderkrankungen
- Allergische Erkrankungen: Heuschnupfen, Asthma bronchiale, Nahrungsmittelunverträglichkeiten.

– Dermatologische Erkrankungen: atopisches Ekzem, Kontaktallergie, Psoriasis, Akne, Herpes zoster, Herpes simplex

Nebenwirkungen

– Überempfindlichkeiten
– Symptomverschlechterung (Erstverschlimmerung)
– Fieber
– Abszesse, Entzündungen an der Einstichstelle

Kontraindikationen

– Hyperthyreose
– Kachexie
– Aktive tuberkulöse Prozesse
– Porphyrie
– Hypermenorrhöe

Wissenschaft

Borrelli E, Diadori A, Zalaffi A, Bocci V.: Effects of major ozonated autohemotherapy in the treatment of dry age related macular degeneration: a randomized controlled clinical study. Int J Ophthalmol. 2012; 5 (6): 708–713.

Hensler S, Guendling PW, Schmidt M, Jork K: Autologous blood therapy for common cold, A randomized, double-blind, placebo-controlled trial. Complement Ther Med. 2009; 17 (5–6): 257–261.

Staubach P, Onnen K, Vonend A, Metz M, Siebenhaar F, Tschentscher I, Opper B, Magerl M, Lüdtke R, Kromminga A, Maurer M: Autologous whole blood injections to patients with chronic urticaria and a positive

autologous serum skin test, A placebo-controlled trial. Dermatology. 2006; 212 (2): 150–159.
Zaky S, Kamel SE, Hassan MS, Sallam NA, Shahata MA, Helal SR, Mahmoud H. Preliminary results of ozone therapy as a possible treatment for patients with chronic hepatitis C. J Altern Complement Med. 2011; 17 (3): 259–263.

Elektro- und Ultraschalltherapie

Geschichte

- Elektrotherapie: bereits in der Antike bekannt; griechische und römische Ärzte setzten den Zitterrochen (*Torpenoidei*) als schmerzstillendes Mittel ein. Die Schläge des elektrischen Fisches wurden z. B. bei Geisteskranken eingesetzt.
- Moderne Elektrotherapie geht ins 18. Jh. zurück (Iontophorese).
- Mitte des 19. Jh. wurde Gleichstrom zur Lokalanästhesie von einem amerikanischen Zahnarzt eingesetzt und patentiert.
- In der ersten Hälfte des 20. Jh. geriet Elektrotherapie in Vergessenheit. Nach dem 2. Weltkrieg wurde sie durch neue Techniken, Galvanisation und transcutane elektrische Nervenstimulation (TENS), wieder entdeckt.
- Ultraschalltherapie: zurückzuführen auf die Entdeckung des piezoelektrischen Effekts von Pierre Curie; erste Entwicklung eines therapeutisch nutzbaren Ultraschallgeräts 1938

Definition und Klassifikation

Elektrotherapie ist die therapeutische Anwendung von elektrischem Strom bzw. von elektrischen und magnetischen Feldern im Sinne einer Reiztherapie. Die Einteilung erfolgt nach Frequenzbereichen:

- Galvanisation (Gleichstromtherapie): 0 Hz
- Niederfrequenzbereich: < 1 kHz
- Mittelfrequenzbereich: 1–100 kHz
- Hochfrequenzbereich: > 100 kHz

Die **Ultraschalltherapie** ist eine Sonderform der Mechanotherapie, bei der mechanische Wellen im Ultraschallbereich verwendet werden.

- Niederfrequent < 120 kHz
- Hochfrequent 700–4000 kHz

Spezielle Formen der Elektrotherapie

- Längsdurchflutung
- Querdurchflutung
  - Iontophorese (Medikamente werden ionisiert und wandern zu den entsprechenden Elektroden)
  - Vier- oder Zweizellenbad (Teilbad mit zwei oder vier Extremitäten in Behandlung), Hydroelektrische Vollbäder (Stangerbad)
  - Transcutane elektrische Nervenstimulation (TENS)

Wirkungen der Elektrotherapie

- Differenzierung der Wirkung der Elektrotherapie auf biologische Gewebe: elektrothermisch, elektrochemisch, elektrophysikalisch
- Wirkungen: Durchblutungsverbesserung des bestrahlten Gewebes, antiphlogistisch, analgetisch, Detonisierung der Muskulatur, Verbesserung der Elastizität, resorptionsfördernd und trophikverbessernd (z. B. bei der Iontophorese, Stangerbad)
- Bei der Galvanisation trophisch, vasomotorisch, analgetisch

Grundlagen und Wirkungen der Ultraschalltherapie

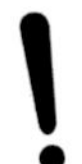

Die Ultraschalltherapie darf nur von Fachleuten angewendet werden – keine Eigenbehandlung!

- Vom Schallkopf des Ultraschallgerätes werden elektrische Wellen im Gewebe in mechanische Schwingungen übersetzt. Dabei breiten sich die hochfrequenten in Form eines engen Wellenbündels, die niederfrequenten in einem breiteren Bündel aus (hier Eindringtiefe ins Gewebe ca. 4 cm).

– Physiologische Wirkung im Gewebe mittels Vibration und Wärmebildung (durchblutungsfördernd) – Beschleunigung des Heilungsprozesses durch Anregung des Gewebestoffwechsels

Galvanisation (Gleichstromtherapie)

– Strom fließt mit gleicher Stärke und Richtung zwischen Kathode und Anode.
– Verbessert Durchblutung durch Gefäßdilatation.

Indikationen

– Akute Schwellungen (postoperativ, posttraumatisch)
– Degenerative Erkrankungen, Neuralgien
– Durchblutungsstörungen, Störung der Wundheilung

Kontraindikation

– Hautveränderungen (Ekzeme, offene Hautverletzungen)

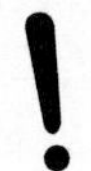

Gleichstromtherapie kann zu Hautreizung oder sogar Verätzungen führen – zwischen Kathoden und Haut muss immer ein Feuchtfilm sein (z. B. Schwamm)!

Elektrotherapie im Niederfrequenzbereich

Indikationsspektrum von TENS

– Chronische Schmerzsyndrome, z. B. chronisch entzündliche oder degenerative Erkrankungen der Wirbelsäule und der Extremitäten, Tumorschmerzen

Kontraindikationen

- Patienten mit Herzschrittmacher
- Frische Frakturen
- Luxationen
- Neuritis
- Morbus Sudeck I. Grades
- Hautirritationen und Hypästhesie

Elektrotherapie im Hochfrequenzbereich

- Einteilung nach Kurzwellen- und Mikrowellentherapie (Dezimeterwellen)-Therapie
- Thermische und (noch nicht gesicherte) athermische Effekte

Indikationen

- Chronische Arthrosen und Spondylarthrosen (nicht aktiviert), Myogelosen
- Nachbehandlung von Distorsionen, Frakturen und Luxationen
- Degenerative Zustände bei Erkrankungen aus dem rheumatischen Formenkreis, chronisch proliferative Entzündungen
- Insertionstendinosen, schmerzhafte Muskelspasmen, z. B. bei Lumbalgie, Zervikalgie
- Im gynäkologischen Bereich bei chronischen Adnexopathien und beim Reizblasensyndrom
- Im HNO-Bereich bei Otitis externa, chronischen Sinusitiden und myofacialen Schmerzsyndromen
- In der Rehabilitation nach orthopädischer Gelenkoperation, sofern keine Metallimplantation erfolgte

Kontraindikationen

- Innere Erkrankungen: Ödeme, Hämorrhagien, Thrombosen, Thrombophlebitis, Ergüsse, arterielle Verschlusskrankheit Stadium II–IV, akute Neuralgien und Neuritiden, Erkrankungen des hämatopoetischen Systems
- Erkrankungen des Bewegungsapparates: Arthrosen, akute Entzündungsphasen bei Erkrankungen des rheumatischen Formenkreises, Osteomyelitis, Morbus Sudeck I. und II. Grades, akute Algodystrophie
- Sonstige Erkrankungen: Maligne und vaskularisierte Tumoren, Psychosen, Epiphysenfugen bei Jugendlichen, chronische Otitis media, Sensibilitätsstörungen der Haut
- Einschränkungen: Gravidität, Kleinstkinder, Metallfremdkörper im elektrischen Feld (implantiertes Osteosynthesematerial), i.m.-Injektion unmittelbar vor Elektrotherapien im betroffenen Bereich, Herzschrittmacher-Patienten

Ultraschalltherapie

Indikationen

- Chronisch: degenerative Erkrankungen des Bewegungsapparates, Muskelschmerzen, Sehnenleiden, Schmerzsyndrom
- Akut: Prellungen, Distorsionen, Zerrungen

Kontraindikationen

- Blutgerinnungsstörungen, Erkrankungen der inneren Organe
- Maligne Tumoren
- Beschwerden im Kopfbereich (Augenerkrankungen, Tinnitus)

Wissenschaft

Bashardoust Tajali S, Houghton P, MacDermid JC, Grewal R: Effects of low-intensity pulsed ultrasound therapy on fracture healing: a systematic review and meta-analysis. Am J Phys Med Rehabil. 2012; 91 (4): 349–367.

Haddad JB, Obolensky AG, Shinnick P: The biologic effects and the therapeutic mechanism of action of electric and electromagnetic field stimulation on bone and cartilage, New findings and a review of earlier work. J Altern Complement Med. 2007; 13 (5): 485–490.

Hurlow A, Bennett MI, Robb KA, Johnson MI, Simpson KH, Oxberry SG: Transcutaneous electric nerve stimulation (TENS) for cancer pain in adults. Cochrane Database Syst Rev. 2012; 3: CD006276.

Jin DM, Xu Y, Geng DF, Yan TB: Effect of transcutaneous electrical nerve stimulation on symptomatic diabetic peripheral neuropathy. A meta-analysis of randomized controlled trials. Diabetes Res Clin Pract. 2010; 89 (1): 10–15.

Khadilkar A, Odebiyi DO, Brosseau L, Wells GA: Transcutaneous electrical nerve stimulation (TENS) versus placebo for chronic low-back pain. Cochrane Database Syst Rev. 2008; 4: CD003008.

Ernährungstherapie

Geschichte

- Ursprung der Ernährungstherapie in der antiken Vier-Säfte-Lehre: Bewusstsein, dass Überfluss den Körper krank macht, ins Ungleichgewicht bringt
- Essen und Trinken haben den gleichen Stellenwert wie medikamentöse Therapie und Chirurgie.
- Galenische Diäthetik, mittelalterliche *Regimina sanitatis*
- Hippokrates (460–377 v. Chr.): „Eure Lebensmittel sollen Heilmittel und Eure Heilmittel Lebensmittel sein."
- Eine der fünf Säulen der klassischen Naturheilkunde
- Im 19. Jh. Beginn der systematischen Erforschung von Nahrungsmitteln und deren Wirkungen im Organismus sowie von Stoffwechselprozessen
- Anfangs Schwerpunkt der Forschung auf Nährstoff- und Kaloriengehalt; seit einigen Jahren: Präventivmaßnahmen durch Nahrung (Folsäure, Vitamine usw.) oder Erkrankungen durch Nahrungsbestandteile (Kopfschmerzen, Hyperaktivität, Unverträglichkeiten)

Definition

Ausgewählte Ernährungsformen dienen der präventiven oder kurativen Behandlung definierter organischer Erkrankungen und Stoffwechselstörungen. Die Ernährungstherapie ist ein Bestandteil vieler naturheilkundlicher Therapiekonzepte. Durch gezielte Umstellung der Ernährung sollen krankmachende Nahrungsinhaltsstoffe gemieden und gesundheitsfördernde genutzt werden.

Grundprinzipien

- Energie- und Nährstoffbedarf des Menschen: Gliederung in Hauptnährstoffe, Vitamine, Mineralstoffe, sekundäre Pflanzenstoffe, Wasser- und Ballaststoffe; Lebensmittelqualität
- Lebensmittelzusatzstoffe, Rückstände, Verunreinigungen, Lebensmittelverarbeitung
- Lebensmittelrechtliche Vorschriften
- Zehn Regeln der Deutschen Gesellschaft für Ernährung (DGE) zur Deckung des Energie- und Nährstoffbedarfes zur Lebensmittelauswahl und -zubereitung; die D-A-CH (Deutschland, Österreich, Schweiz)-Referenzwerte für die Nährstoffzufuhr sind Richtwerte für die Mengen der aufzunehmenden Nährstoffe (Stichwort: Ernährungspyramide).
- Je nach Alter verschiedene Formen der Ernährungskonzepte
- Für Vollwerternährung gelten folgende Empfehlungen:
  - Viel pflanzliche Kost, wenig tierische Produkte
  - Viel Frischkost, wenig Fertiggerichte
  - Möglichst natürlich belassene Produkte
  - Für Kohlenhydratzufuhr Vollkornprodukte verwenden
  - Ungehärtete, ungesättigte Fette und Öle bevorzugen
  - Auf hohe Flüssigkeitszufuhr achten
  - Kaffee, Alkohol, Zucker, modifizierte Stärke meiden
  - Body Mass Index (BMI)

Ernährungsabhängige Erkrankungen

- Ernährungstherapeutische Diagnostik als Grundlage für die naturheilkundliche Ernährungstherapie
- Ernährungssituation in den westlichen Industrieländern, Prävalenz ernährungsabhängiger Erkrankungen
- Krankheiten, die allein oder wesentlich ernährungsverursacht sind: Übergewicht, Obstipation, fetale kindliche Alkoholschädigung, Jodmangel-Struma, Karies, Cholelithiasis, Arteriosklerose und Folgekrankheiten, Divertikulose und Divertikulitis

– Ernährungsbedingte Erkrankungen, bei denen weitere Faktoren eine Rolle spielen: Diabetes mellitus II, Hypertonie, Gicht, Colon-Ca, Hyperlipidämie, Leberzirrhose, Pankreatitis, Nahrungsmittelallergien mit intestinalen, bronchialen oder dermalen Manifestationen

Naturheilkundliche und alternative Ernährungskonzepte

Vegetarische Ernährungsformen

– Rein vegetarische Kost (vegane Ernährung)
– Lactovegetabile Kost
– Ovolactovegetabile Kost und teilvegetarische Kost
– Vor- und Nachteile dieser Kostformen

Naturheilkundliche Ernährungskonzepte

1. Vollwertorientierte Ernährungsformen, die sich im Wesentlichen auf Bircher-Benner und Kollath stützen:
   – Waerland-Kost, Evers-Diät, Schnitzer-Kost
   – Vollwertkost nach Bruker
   – F. X. Mayr-Diät
   – Grunddiätsystem nach Anemüller
   – Vollwerternährung nach der Gießener Formel (Leitzmann et al.)

2. Komplementäre Ernährungsformen, die primär nicht am Vollwert der Nahrung orientiert sind:
   – Makrobiotik
   – Fit-for-life
   – Anthroposophisch orientierte Ernährungslehre
   – Mediterrane Ernährung
   – Haysche Trennkost
   – Schroth-Kur

3. Aufnahme biologisch wirksamer Inhaltstoffe in der Nahrung:
   - Knoblauch, Ingwer usw.
   - Mineralstoffe: Magnesium, Kalium usw.

Mögliche Indikationsbereiche naturheilkundlicher Ernährungstherapien

- Stoffwechselerkrankungen: Gicht, Diabetes mellitus Typ I
- Erkrankungen des Verdauungssystems: Adipositas, Obstipation, Gallensteine, Morbus Crohn
- Hyperlipidämien
- Herz- Kreislauferkrankungen: Hypertonie, Arteriosklerose
- Kopfschmerzen, Migräne
- Gelenkerkrankungen und Osteoporose
- Hauterkrankungen
- Nahrungsmittelallergien und -intoleranzen

Grenzen der Ernährungstherapie

- Die Therapie muss auf den einzelnen Patienten abgestimmt werden, es gibt keine für jeden Patienten geeignete Methode.
- Verträglichkeit von Vollwertkost
- Motivationsprobleme
- Einschränkungen bei konsumierenden Erkrankungen
- Nebenwirkungen einseitiger Diäten (z. B. makrobiotische Ernährung, strenge Haysche Trennkost)

Wissenschaft

Bertisch S, Gardiner P, Jackson E, Burke W: Fish oil supplementation for the treatment of affective disorders. A meta-analysis of clinical trials. J Altern Complement Med. 2008; 14 (9): 1173–1174.

Bjelakovic G, Nikolova D, Gluud LL, Simonetti RG, Gluud C: Mortality in randomized trials of antioxidant supplements for primary and secondary prevention. Systematic review and meta-analysis. JAMA. 2007; 297 (8): 842–857.

Bolland MJ, Grey A, Avenell A, Gamble GD, Reid IR: Calcium supplements with or without vitamin D and risk of cardiovascular events. Reanalysis of the Women's Health Initiative limited access dataset and meta-analysis. BMJ. 2011; 342: d2040.

Hagen KB, Byfuglien MG, Falzon L, Olsen SU, Smedslund G: Dietary interventions for rheumatoid arthritis. Cochrane Database Syst Rev. 2009; 1: CD006400.

Post RE, Mainous AG, King DE, Simpson KN: Dietary fiber for the treatment of type 2 diebetes mellitus. A meta-analysis. J Am Board Fam Pract. 2012; 25: 16–23.

Fasten

Geschichte

- Seit Jahrtausenden in nahezu allen Weltreligionen und Völkern bekannt
- Freiwilliges Fasten mit spiritueller, medizinischer und sozialpolitischer Dimension
- Wandel am Ende des 19. Jh.: Man fastet aus Gesundheitsgründen (nicht religiös motiviert); Fasten naturheilkundlich und ganzheitlich zur Prävention und Therapie chronischer Krankheiten
- Anfang des 20. Jh. in Deutschland durch Buchinger (*Heilfasten*, erschienen 1935) verbreitet
- Im 20. Jh. entstehen viele Fastenkliniken; Fasten wird ambulant, stationär, medizinisch oder auch von so genannten Fastenleitern betreut angeboten (z. B. Fastenwandern).
- In den letzten Jahren hat das Fasten von Gesunden wieder eine spirituelle Komponente erlangt.
- Bedeutung der Entschlackung (Stichwort *Advanced Glycation End Products* = AGES) zunehmend wissenschaftlich untersucht

Definition

Fasten ist der freiwillige Verzicht auf feste Nahrung und Genussmittel für eine begrenzte Zeit. Zu unterscheiden sind Fasten für Gesunde zur Entschlackung (Prävention) und therapeutisches Fasten (Heilfasten) für chronisch kranke Menschen.

Formen des Fastens

- Wasser-/Teefasten
- Molkefasten

- Saftfasten (nach Heun)
- Fasten nach Buchinger
- Strenge Diätformen als Alternativen zum Fasten:
  - Rohkost nach Bircher-Benner
  - F. X. Mayr-Kur
  - Schroth-Kur
- Andere Formen im Rahmen des therapeutischen Fastens unter ärztlicher Aufsicht z. B. stationär möglich

Physiologie des Fastens

- Umstellung des Körpers von exogener auf endogene Energiezufuhr
  - Leerung und Ruhigstellung des Verdauungstraktes
  - Stoffwechselvorgänge: Glykogenolyse, Proteolyse, Lipolyse
  - Wasser und Mineralhaushalt (NaCL-Ausschwemmung)
  - Säure-Basen-Haushalt (vermehrt „saure“ Stoffwechselproduke)
  - Hormonhaushalt
- Energiegewinnung aus den Fettspeichern erst nach einigen Tagen
- Es wird empfohlen, mindestens sieben Tage und nicht länger als drei bis vier Wochen zu fasten.

Indikationen zum therapeutischen Fasten

- Arterielle Hypertonie, arterielle und venöse Durchblutungsstörungen
- Hyperlipidämien, Diabetes mellitus Typ II, Adipositas, Dyspepsien, Dysbakteriämie, Meteorismus
- Allergien, Psoriasis, Akne, Urticaria, Neurodermitis
- Entzündliche und degenerative Gelenkerkrankungen
- Stressbedingte Störungen, Migräne

Kontraindikationen und Grenzen

- Maligne Erkrankungen, AIDS, Tbc
- Schwere Herzerkrankungen
- Hyperthyreose
- Juveniler Diabetes
- Akute Magen-Darmerkrankungen
- Leberzirrhose
- Hirnorganische Erkrankungen
- Psychiatrische Erkrankungen
- Störungen des Essverhaltens in der Anamnese
- Alkoholismus
- Zustände der Mangel- oder Fehlernährung
- Kinder, Jugendliche, alte Menschen

Wissenschaft

Abendroth A, Michalsen A, Lüdtke R, Rüffer A, Musial F, Dobos GJ, Langhorst J: Changes of intestinal microflora in patients with rheumatoid arthritis during fasting or a mediterranean diet. Forsch Komplement Med. 2010; 17 (6): 307–313.

Frey UH, Michalsen A, Merse S, Dobos GJ, Siffert W: A functional GNAS promoter polymorphism is associated with altered weight loss during short-term fasting. Eur J Med Res. 2008; 13 (12): 576–578.

Kanazawa M, Fukudo S: Effects of fasting therapy on irritable bowel syndrome. Int J Behav Med. 2006; 13 (3): 214–220.

Sarri K, Bertsias G, Linardakis M, Tsibinos G, Tzanakis N, Kafatos A: The effect of periodic vegetarianism on serum retinol and alpha-tocopherol levels. Int J Vitam Nutr Res. 2009; 79 (5–6): 271–280.

Schmidt S: Uncontrolled clinical study of the efficacy of ambulant fasting in patients with osteoarthritis. Eur J Integr Med. 2010; 2 (4): 239.

Hydrotherapie und Thermotherapie

Geschichte

- Hydrotherapie in der Antike (römische, ägyptische, persische Badekultur)
- Schlesische „Wasserdoktoren" im 17. und 18. Jh. (Hahn und Söhne)
- Entwicklung des Bäderwesens und der Kurmedizin im 18. und 19. Jh. in Europa
- Hydrotherapie ist wichtigster Ausgangspunkt der Naturheilbewegung (u. a. Vinzenz Prießnitz).
- Sebastian Kneipp (Ende des 19. Jh.), insbesondere Anwendungen in kaltem Wasser → „Abhärtungsprinzip"

Definition

Hydrotherapie im engeren Sinne ist die therapeutische Anwendung von normalem Wasser unterschiedlicher Wärmegrade (fest, flüssig, dampfförmig). Sie wird nach einem speziellen Verordnungsplan in regelmäßigen Sequenzen, also in Form einer kurmäßigen Behandlung und in der Regel passiv durchgeführt.
Thermotherapie ist die serielle Anwendung von Kalt- oder Warmreizen an der Hautoberfläche mittels unterschiedlicher Kälte- oder Wärmeträger.
Ziel der Hydro- und Thermotherapie ist die funktionelle Adaptation und damit die Anregung der Selbstregulation und Normalisierung pathologischer vegetativer Prozesse.

Formen der Hydro- und Thermotherapie

- Waschungen, Güsse, Spülungen
- Teilbäder, Vollbäder, Solebäder
- Wickel, Packungen

- Druckstrahlmassagen (Blitzgüsse), Bürsten- und Schöpfbäder
- Dämpfe, Sauna
- Trinkkuren
- Wasser-, Tau- und Schneetreten, Eisbaden
- Medizinische Bäder (Arzneimittelzusätze, CO_2)

Reizstärken

Temperaturfaktor

- Hauttemperatur, Raumtemperatur
- Temperatur des Wärmeträgers (Wassertemperaturen von brunnenkalt = 10–15 °C bis heiß = 40–45 °C)
- Applikationsort, Größe der Applikationsfläche
- Reizdauer
- Behandlungsfrequenz
- Reaktionsweise des Patienten
- Einteilung der Hydrotherapie in vier Stufen:
  - Stärke 1: große Hydrotherapie (z. B. Blitzguss)
  - Stärke 2: mittelstarke Hydrotherapie (z. B. Rückenguss)
  - Stärke 3: mittlere Hydrotherapie (z. B. Schenkelguss)
  - Stärke 4: kleine Hydrotherapie (z. B. Fußbad)
- Je nach Anwendung unterschiedliche Reizdauer bei den einzelnen Arten der hydrotherapeutischen Anwendungen (z. B. Teilbäder 10–15 Min., wärmestauende Wickel bis zu 45 Min.)
- Serielle Anwendung: täglich ein- bis mehrmals über 3–6 Wochen langsame Reizsteigerung im Rahmen einer Heilmaßnahme

Mechanischer Faktor

- Hydrostatischer Druck, Auftrieb (z. B. Wassergymnastik, schont das Skelettsystem)
- Wasserdruck führt zu einer Entlastung der Beinvenen (Blut wird in den intrathorakalen Raum verschoben 700–800 ml).

Chemischer Faktor

- Arzneimittelzusätze wirken über die Haut (Resorption).
- Bäder mit Kohlendioxid angereichert wirken über den Temperaturfaktor (Kalt-Warmrezeptoren).

Wirkungen hydro- und thermotherapeutischer Maßnahmen

Reizreaktionen

- Lokal, weitergeleitet auf die Umgebung, segmental, konsensuell, visceral, allgemein
- Veränderung der Durchblutung des Spannungszustandes der Muskulatur, der Herzfrequenz, des Herzzeitvolumens, der Atmung, der Wärmeabgabe, der Thermogenese, der Schmerzempfindlichkeit; „Annehmlichkeitstest"
- Unterscheidung in Sofortreaktionen, sog. Immediat-Reaktionen, Spätreaktionen und Langzeiteffekte
- Habituation durch Reizwiederholung
- Adaptation bzw. funktionelle Adaptation
- Kreuzadaptationen zwischen Wärmeregulation, Kreislaufregulation, Immunsystem, affektiver Dynamik und anderen Teilbereichen des regulativen Systems
- Beachtung der Reaktionsweise der Patienten auf die thermischen Reize: thermischer Ausgangszustand, Habitus, vegetative Ausgangslage (Ergotrophie oder Vagotrophie), Alter, Geschlecht, Akuität und Schwere des Krankheitsprozesses, Tages- und Jahreszeit, Psyche (Ängste, Voreingenommenheiten)

Indikationen

- Neurovegetative Regulationsstörungen
- Degenerative Erkrankungen des Stütz- und Bewegungsapparates
- Unkomplizierte fieberhafte Erkrankungen bzw. Entzündungen
- Durchblutungsstörungen der peripheren Arterien und Venen, koronare Herzkrankheit (mit Einschränkungen)
- Funktionelle Magen-Darmbeschwerden
- Chronische Unterleibsschmerzen bei Frauen
- Kaltanwendungen: z. B. Wadenwickel bei Fieber oder pathologisch erniedrigtem Venentonus, Varikosis, Eisabreibung bei schmerzhafter Schulter
- Warm- bis Heißanwendungen: z. B. Heusack bei erhöhtem Muskeltonus im Sinne von Myogelosen, Kopf-Dampfbad bei Infekten der oberen Luftwege, Vollbad zur Schlafförderung, Fußbad bei Spannungskopfschmerz
- Temperaturansteigende Anwendungen: ansteigendes Vollbad zur Verbesserung der Immunlage, ansteigendes Fußbad bei chronischer Zystitis
- Wechselwarme Anwendungen: z. B. Wechselfußbad bei funktionellen Durchblutungsstörungen

Kontraindikationen

Je nach Anwendungsart einzelne Kontraindikationen:

- Menstruation
- Akute Ischialgie
- Reizblase, Harnwegsinfekte
- Varizen
- Lymphstauungen, Ödeme (warme Fuß- oder Beinbäder)
- Hämorrhoiden (warmes Sitzbad)
- Kachektische Zustände ohne körpereigene Reaktionsfähigkeit
- Schwere Hirnleistungsschwäche
- Floride Psychosen

- Fortgeschrittene kardiovaskuläre Erkrankungen
- Evtl. akute Entzündungen, Angina pectoris

! Kein Kaltreiz bei kalter Haut!

Wissenschaft

Bleakley C, McDonough S, Gardner E, Baxter GD, Hopkins JT, Davison GW: Cold-water immersion (cryotherapy) for preventing and treating muscle soreness after exercise. *Cochrane Database Syst Rev*. 2012; **2**: CD008262.

Brockow T, Conradi E, Ebenbichler G, Michalsen A, Resch KL: The role of mild systemic heat and physical activity on endothelial function in patients with increased cardiovascular risk. Results from a systematic review. Forsch Komplement Med. 2011; 18 (1): 24–30.

Sobajima M, Nozawa T, Ihori H, Shida T, Ohori T, Suzuki T, Matsuki A, Yasumura S, Inoue H: Repeated sauna therapy improves myocardial perfusion in patients with chronically occluded coronary artery-related ischemia. Int J Cardiol. 2013; 167 (1): 237–243.

Waller B, Lambeck J, Daly D: Therapeutic aquatic exercise in the treatment of low back pain. A systematic review. Clin Rehabil. 2009; 23 (1): 3–14.

Weisser S: Effekt von Leberwickeln auf die exkretorische Leberfunktion, Eine randomisierte Cross-over-Studie bei Gesunden. Dissertation Albert-Ludwigs-Universität Freiburg, Abt. für Innere Medizin; 2004.

Hyperthermie

Geschichte

- Heilende Wirkung der Wärme schon in den altägyptischen Hochkulturen (2400 v. Chr.) bekannt
- Künstliches Fieber als so genannte Fiebertherapie (erzeugt mittels pyrogener Stoffe), eingesetzt bei Infektionskrankheiten.
- Der Psychiater J. W. von Jauregg erhielt für seine „Malariatherapie" (Fiebertherapie zur Heilung der neurologischen Symptome der Syphilis) 1927 den Nobelpreis für Medizin.
- Das Verfahren der systemischen Hyperthermie wurde für die Anwendung in der Onkologie weiterentwickelt.

Definition

Die **aktive (systemische) Hyperthermie** ist die absichtliche Erwärmung des Körpers zu Therapiezwecken. Durch die Verabreichung von Substanzen (z. B. Viren, Bakterien) setzt der Körper Zytokine frei, die Fieber erzeugen. Bei der **passiven Hyperthermie** wird die Wärme extern zugeführt, z. B. durch Mikrowellen-, Infrarotstrahlung oder Radiowellen auf betroffene Organe, Regionen oder auf den ganzen Körper.

Wirkung

- Hitzeschockproteine (vor allem das HSP70), die eine Hauptrolle in der Immunantwort des Körpers spielen, werden induziert.
- Aktivierung von Stresshormonen, Monozyten, Lymphozyten, die zur Interaktion und Aktivierung des Immunsystems führen
- Führt zur Induktion der Apoptose von Krebszellen und Lymphozyten.

- Temperaturen zwischen 41 und 42 °C wirken bei gesunden Zellen zytotoxisch. Bei Krebszellen wird diese Wirkung schon bei geringeren Temperaturen erreicht.
- Antigenität der Krebszelle erhöht sich.
- Hyperthermische Vorbehandlung sensibilisiert die Krebszellen, die zytostatische Wirkung der Chemo- und Strahlentherapie wird verstärkt.

Indikationen

- Begleitbehandlung aller soliden malignen Tumoren und deren Metastasen
- Karzinome des Bewegungsapparates
- Vorbereitung von Chemo- und Strahlentherapie (s. o.)

Kontraindikationen

- Schwere Herz-Kreislauferkrankungen
- Thrombosen, Embolien
- Hirnödem, Hirndruck
- Schlechter Allgemeinzustand

! Hautverbrennungen möglich! Vorsicht bei durch Strahlentherapie vorgeschädigter Haut.

Wissenschaft

Hildebrandt B, Hegewisch-Becker S, Kerner T, Nierhaus A, Bakhshandeh-Bath A, Janni W, Zumschlinge R, Sommer H, Riess H, Wust P; German Interdisciplinary Working Group on Hyperthermia: Current status of radiant whole-body hyperthermia at temperatures > 41.5 degrees C and practical guidelines for the treatment of adults. The German "Interdisciplinary Working Group on Hyperthermia". Int J Hyperthermia. 2005; 21 (2): 169–183.

Jia D, Liu J: Current devices for high-performance whole-body hyperthermia therapy. Expert Rev Med Devices. 2010; 7 (3): 407–423.

Sulyok I, Fleischmann E, Stift A, Roth G, Lebherz-Eichinger D, Kasper D, Spittler A, Kimberger O: Effect of preoperative fever-range whole-body hyperthermia on immunological markers in patients undergoing colorectal cancer surgery. Br J Anaesth. 2012; 109 (5): 754–761.

Klimatherapie

Geschichte

- Seit Hippokrates (460–377 v. Chr.) Bedeutung des Klimas für Gesundheit und Psyche sowohl positiv als auch negativ/ belastend
- Leibniz (1646–1716) stellte aufgrund der ersten systematischen Wetterbeobachtungen von F. H. Hoffmann (1660–1742) einen Zusammenhang von Klima und dem Auftreten von Erkrankungen fest.
- Hufeland (1762–1836) ließ Temperatur- und Luftdruckmessungen durchführen, um klimatische Einflüsse besser therapeutisch nutzen zu können.
- Im 19. Jh. (Tuberkulose sehr verbreitet) vermehrt Einrichtung von Seebädern, Luftkurorten im Hochgebirgsklima (z. B. Davos), Gründung von medizinischen Fachgesellschaften
- Im 20. Jh. Einrichtung von heilklimatischen Forschungsstationen, Zusammenarbeit von Medizinern und Meteorologen

Definition

Klimatherapie ist der therapeutische Einsatz der gesundheitsfördernden Wirkungen des Wetters und des Klimas auf den Menschen.

Grundprinzipien

- Schonung bzw. Entlastung von belastenden atmosphärischen Bedingungen (Luftverunreinigungen, Schwüle, Inversion, Allergene)
- Adaptation an natürliche Umweltfaktoren (Sonne, Licht, niedrigerer O_2-Partialdruck, Wind, Kälte)
- Nutzung des Sonnenlichtes (z. B. Steigerung des Wohlbefindens), Einsatz von UV-B-Strahlung zur Vitamin-D_3 -Synthese (Verbesserung des

Knochen- und Muskelstoffwechsels, Immunstimulierung, bei Hauterkrankungen)
- Patienten werden über längere Zeit (mehrere Wochen) bei festgesetzter Dosierung bestimmten biometeorologischen Bedingungen ausgesetzt.
- Abhärtung und „Umstimmung“ geschwächter und infektanfälliger Menschen, Verbesserung der Kondition durch Einsetzen der Klimafaktoren als starke Reize

Formen der Klimatherapie

- Klimatische Terrainkur (Gehen auf ansteigenden Wegen)
- Frischluft-Liegekur
- Luftbad
- Heliotherapie
- Thalassotherapie
- Klimatherapie im Hochgebirge/ Mittelgebirge
- Speläotherapie (z. B. radonhaltige Stollen zur Behandlung des Stütz- und Bewegungssystems; aerosolfreie, radonarme Luft unter Tage und hohe CO_2-Konzentrationen bei Atemwegserkrankungen)

Wirkungen

- Temperaturreize bewirken physiologische Adaptation, z. B. Erhöhung des Venentonus, verstärkte Durchblutung. Langfristig wird das Immunsystem gestärkt, die Zahl der T-Lymphozyten steigt.
- Durch Licht (2000–2500 Lux) wird Melatonin gebildet; UVB-Strahlung für Vitamin D-Bildung (bei Depressionen)
- Luftreinheit schont allergenbelastete Atemwege.
- Veränderter O_2-Partialdruck beeinflusst Bildung von Hämoglobin und Erythrozyten im Blut (Hochgebirge).

Indikationen

- Funktionelle Herz-Kreislauferkrankungen, Arteriosklerose, KHK
- Körperlicher Erschöpfungszustand, Rekonvaleszenz
- Rezidivierende Infekte, Pollinosis, Atopien, Asthma bronchiale
- Psoriasis, allergische Ekzeme, Urtikaria
- Saisonale Depression
- Osteoporose

Kontraindikationen

- Für Hochgebirgsaufenthalte: Cor pulmonale, Herzinsuffizienz Grad III–IV, Mitralstenose und andere Erkrankungen mit erniedrigter arterieller O_2-Sättigung, arterielle Verschlusskrankheiten, Lichtdermatose, Lupus erythematodes, Porphyrien
- In der Rekonvaleszenz nach schweren Erkrankungen (bei malignen Erkrankungen können durch die massiven Klimareize Rezidive ausgelöst werden)

Wissenschaft

Ben-Amitai D, David M: Climatotherapy at the Dead Sea for pediatric-onset psoriasis vulgaris. Pediatr Dermatol. 2009; 26 (1): 103–104.

Harari M, Novack L, Barth J, David M, Friger M, Moses SW.: The percentage of patients achieving PASI 75 after 1 month and remission time after climatotherapy at the Dead Sea. Int J Dermatol. 2007; 46 (10): 1087–1091.

Jandova D, Bicikova M, Hill M, Hampl R: Health resort treatment improved the neurosteroid profile in thyroidectomized women. Endocr Regul. 2008; 42 (1): 17–22.

Schuh A: Die Evidenz der Klima- und Thalassotherapie. Ein Review. Schweiz Z Ganzheitsmed. 2009; 21 (2): 96–104.

Manuelle Medizin

Geschichte

- Findet sich weltweit in verschiedenen Strömungen der Volksmedizin.
- Vor 4000 Jahren bereits in China erste manuelle Techniken; in Indien vor ca. 2000 Jahren
- Bei Hippokrates (460–377 v. Chr.) erstmals Begriff des „Knochensetzens" (*De articulis*); die „Kunst des Knochensetzens" war im Laufe des Mittelalters Volksmedizin geworden (ostfriesische „Knochenbrecher").
- In Europa Ende des 19. Jh. entwickelten sich zusammen mit den klassischen Naturheilverfahren im Sinne der Regulationsmedizin erste manuelle Techniken.
- Es gibt eine Vielzahl von Techniken; die bekanntesten sind die Chiropraktik und die Osteopathie.

Chiropraktik

- In Amerika von Daniel David Palmer (1845–1913) entwickelt; die Techniken entwickelte er durch Selbststudium; 1897 Gründung das Palmer College der Chiropraktik in Iowa; andere Schulen in Amerika folgten.
- In Deutschland als ärztliche Behandlungsform nach 1950 etabliert; in der Schweiz eigene Berufsbezeichnung (eigenständiges Studium mit Medizin vergleichbar)
- Aus der Chiropraktik hat sich (ergänzt durch einige osteopathische Techniken) die Manuelle Medizin entwickelt.

Definition

Die Manuelle Medizin (MM) befasst sich im Rahmen der üblichen diagnostischen und therapeutischen Verfahren mit reversiblen Funktionsstörungen am Haltungs- und Bewegungsapparat. Sie benutzt manuelle diagnostische und therapeutische Techniken an der Wirbelsäule und an den Extremitätengelenken, die zur Auffindung und Behandlung dieser Störungen dienen. In Deutschland darf die Manuelle Medizin ausschließlich von Ärztinnen und Ärzten angewendet werden, die Manuelle Therapie hingegen wird auf ärztliche Anordnung hin von Physiotherapeuten (mit entsprechender Qualifikation) ausgeübt. Im Jahr 2003 wurde die ärztliche Zusatzbezeichnung „Chirotherapie“ durch „Manuelle Medizin“ ersetzt (Quelle: Deutsche Gesellschaft für Manuelle Medizin).

Techniken

- Manipulierende („harte“) und mobilisierende („weiche“) Behandlungstechniken
- Die „manipulierende“ Technik ist eine Impulstherapie: Eine sehr schnell durchgeführte, kurze Bewegung mit geringer Kraft kann zu einer sofort einsetzenden und oft vollständigen Wiederherstellung der Beweglichkeit eines Gelenks führen.
- Als Regel für diese Impulstherapie gelten die „3 Ks“: kleine Kraft, kurzer Weg, kurze Zeit.

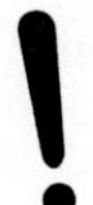

Die manipulierenden Behandlungstechniken sind ein ärztlicher Heileingriff mit aufklärungspflichtigen Risiken.
Bei der mobilisierenden Behandlung werden eher sanfte und häufig wiederholte Dehnungsbewegungen durchgeführt.
Die Behandlungsfrequenz hängt u. a. davon ab, ob Beschwerden akut oder chronisch sind (von zwei- bis dreimal pro Woche bis zu zweimal im Monat über einen längeren Zeitraum).

Grundmechanismen

- Manuelle Medizin ist eine Reflextherapie. Therapeutische Techniken sollen die schmerzinhibitorischen Neuronensysteme in Rückenmark, Hirnstamm und Gehirn aktivieren. Durch den Impuls wird ein Reflex ausgelöst, der auf den das Gelenk blockierenden, verspannten Muskel eine entspannende Wirkung hat.

- Ursprüngliche Grifftechniken wie z. B. „Einrenken“ werden heute kaum noch angewendet. Nach heutigem Verständnis beruhen Blockaden, auf einer nozizeptiven Funktionseinschränkung und nicht auf einer mechanischen. Man unterscheidet eine Blockierung von einer Barriere.
  - **Blockierung**: reversible, segmentale und peripher-artikuläre Funktionsstörung mit hypomobiler Dysfunktion, eingeschränkte Funktion eines Gelenkes
  - **Barriere**: bezieht sich auf Gelenke, Faszien, Weichteile und Muskulatur mit unterschiedlichen Ursachen
- Außerdem unterscheidet man *Tender Points* von Triggerpunkten:
  - ***Tender Point***: mehr oder wenig gut palpierbare Gewebeveränderung in der Muskulatur des Bindegewebes (dumpfer Druckschmerz)
  - **Triggerpunkt**: gut palpierbarer knotenartiger Punkt im Muskel oder Unterhautzellgewebe, hohe Druckempfindlichkeit; führt zu lokaler Zuckungsreaktion (*Local Twitch Response*).

Indikationen

Funktionsstörungen am Bewegungsapparat (Gelenke), Bewegungsstörungen viszeraler Organe und faszialer Gewebe:

- Nacken- und Kreuzbeschwerden (klinische Evidenz liegt vor)
- Fersensporn
- Coxarthrose
- Epicondylitis
- Blockierungen der Brustwirbelsäule

Kontraindikationen

- Frisches Trauma (z. B. Fraktur, Luxation – je nach Schweregrad Impulstherapie erst nach mehreren Wochen)
- Schwere Osteoporose (z. B. mit Bildung von Keil-Fischwirbel)

- Psychische Störung
- Destruierende Prozesse (z. B. Metastasen)
- Hypermobilität
- Bandscheibenvorfall
- Entzündliche Prozesse (z. B. Kopfgelenke bei Rheumatikern!); V.a. Arteria vertebralis-Anomalie, Schmerzen bei der Probemobilisation

Osteopathie

Geschichte

- Entwickelte sich ungefähr zur gleichen Zeit wie die Chiropraktik; begründet von dem Amerikaner Andrew Taylor Still (1828–1917): medizinisches Grundwissen durch Selbststudium, ließ sich als Arzt nieder, lehrte nie an einer öffentlichen Universität oder Schule, sondern nur für interessierte Schüler und die eigenen Söhne.
- In der American School of Osteopathy entwickelte und lehrte William Garner Sutherland, einer von Stills Schülern, die kraniosakrale Therapie.
- Ein anderer Schüler, John Martin Littlejohn, brachte die Osteopathie Anfang des 20. Jh. nach Europa. In England gründete er die British School of Osteopathy. Von hier fand sie Einzug nach Frankreich und Ende der 1980er Jahre nach Deutschland. Einige der osteopathischen Techniken sind in die Manuelle Medizin eingeflossen.
- Osteopathie kann in Deutschland von verschiedenen Berufsgruppen durchgeführt werden (divergierende Qualitätsmerkmale).

Grundmechanismen

- In der Lehre der Osteopathie geht man davon aus, dass durch lokale Effekte eine reflektorische Wirkung auf den gesamten Organismus erreicht wird.
- Der Körper ist eine funktionelle Einheit, d. h. innere Organe und der Körper (Knochen, Gewebe, Muskeln usw.) sind eng vernetzt. Der Be-

wegungsapparat, die inneren Organe und das kraniosakrale System werden daher in der Anamnese berücksichtigt.

Techniken

- Kraniosakrale Techniken (manuelle Techniken am Schädel und Sakrum, die den postulierten Liquorrhythmus fördern sollen)
- Myofasziale Techniken (Manipulation der Faszien, soll Spannungen und Gewebsveränderungen entspannen; durchblutungsfördernd)
- Viszerale Techniken (manuelle Behandlung des Gewebes von Thorax, Bauch und Becken)
- Strukturelle Osteopathie (durch Mobilisation sollen Gelenke, Muskeln, Sehnen und Bänder ins Gleichgewicht gebracht werden)

Indikationen

- Gelenkprobleme, Hexenschuss, Ischialgie, Schleudertrauma, Verstauchung
- Verdauungsstörungen, Sodbrennen
- HNO-Beschwerden, Kopfschmerzen, Migräne, Schwindel, Tinnitus, Kiefergelenksproblematik, Bissregulation
- Menstruationsbeschwerden, Schwangerschaft, Geburtsvorbereitung und -nachsorge, klimakterische Beschwerden

Kontraindikationen

- Akute lebensbedrohende Notfallsituationen
- Schwere Pathologien (z. B. Tumorerkrankungen)

Wissenschaft

D'Sylva J, Miller J, Gross A, Burnie SJ, Goldsmith CH, Graham N, Haines T, Brønfort G, Hoving JL: Manual therapy with or without physical medicine modalities for neck pain: a systematic review. Man Ther. 2010; 15 (5): 415–433.

Orrock PJ, Myers SP: Osteopathic intervention in chronic non-specific low back pain: A systematic review. BMC Musculoskelet Disord. 2013; 14 (1): 129.

Posadzki P, Ernst E: Osteopathy for musculoskeletal pain patients: a systematic review of randomized controlled trials. Clin Rheumatol. 2011; 30 (2): 285–291.

Posadzki P, Lee MS, Ernst E: Osteopathic manipulative treatment for pediatric conditions: a systematic review. Pediatrics 2013; 132 (1): 140–152.

Slater SL, Ford JJ, Richards MC, Taylor NF, Surkitt LD, Hahne AJ. The effectiveness of sub-group specific manual therapy for low back pain: a systematic review. Man Ther. 2012; 17 (3): 201–212.

Massage

Geschichte

- Massage als Bestandteil der traditionellen Medizinsysteme
- Massagen weit verbreitet in den Badehäusern im römischen Reich
- Beschreibung der Massage bei Hippokrates (400 v. Chr.) und Avicenna (ca. 1000 n. Chr.)
- Schwedische Massage im 19 Jh. (Begründer: P. Henrik Ling, Dr. J. Georg Mezger)
- Forschungen zur Massage vor allem im frühen 20. Jh.
- Entwicklung von Spezialmassagen

Definition

Massage ist die mechanische Behandlung der Haut, Subcutis, Muskulatur, Bindegewebe, Bänder und Sehnen sowie tieferliegender Gewebe durch manuelle Grifftechniken einer Therapeutin/ eines Therapeuten.

Klassifikation und spezielle Formen

- Teilmassage
- Groß- und Ganzmassage
- Klassische Massage
- Spezielle Massageformen:
  - Manuelle Lymphdrainage
  - Unterwassermassage
  - Bürstenmassage
  - Kolonmassage (Vogler und Krauß)
  - Bindegewebsmassage
  - Manuelle Segmenttherapie (Quilitsch)
  - Reflexzonenmassage

- Akupunkt-Massage nach Penzel
- Chinesische Tuina-Massage
- Rhythmische Massage (Hauschka)
- Periostmassage
- Massagen mit apparativen Mitteln

Massagetechniken

Aufbau einer klassischen Massage

- Tonisierende, kräftigende Massagegriffe → Reibungen, Knetungen, Walkungen, Rollungen, Zirkelungen, Klatschungen, Klopfungen
- Detonisierende Massagegriffe → Streichungen, Vibrationen, Schüttelungen

Reflexzonenmassage

- Druck der Fingerkuppen auf die Hautoberfläche an einem bestimmten Nervenpunkt (z. B. an bestimmten Muskelpartien, gequollenen Bindegewebszonen) soll reflektorisch auf innere Organe wirken
- Technik gilt auch für Periostmassage, Segmenttherapie, Kolonmassage, chinesische Akupressur, Shiatsu

Wirkungen

- Tonusänderung der Muskulatur
- Veränderung des Turgor
- Förderung des lymphatischen Rückflusses
- Reaktive Hyperämie
- Neuroreflektorische Fernwirkungen auf innere Organsysteme
- Vasodilatation
- Psychovegetative Entspannung

Indikationen

Klassische Massage

- Erkrankung des Bewegungsapparats: WS-Syndrom, Arthrosen, rheumatische Erkrankungen, posttraumatische Zustände
- Erkrankungen innerer Organe: Atemwegserkrankungen, Gefäßerkrankungen, Erkrankungen der Verdauungsorgane und des Urogenitaltrakts
- Neurologische Erkrankungen, Ischialgien, Schmerzsyndrome
- Psychische, psychosomatische und funktionelle Störungen

Reflexzonenmassage

- Funktionelle Durchblutungsstörungen
- Vegetative Dystonie
- Kopfschmerzen
- Asthma bronchiale

Kontraindikationen

- Fieberhafte Erkrankungen
- Lokale Entzündungen
- Ekzeme
- Tumoren in Anwendungsnähe
- Antikoagulationtherapie
- Herz-Kreislaufdekompensation
- M. Sudeck
- Schwere Arteriosklerose
- Thrombophlebitis
- Gravidität (relative Kontraindikation)

Wissenschaft

Ernst E: Massage therapy for cancer palliation and supportive care. A systematic review of randomised clinical trials. Support Care Cancer. 2009; 17 (4): 333–337.

Furlan AD, Imamura M, Dryden T, Irvin E. Massage for low-back pain. Cochrane Database Syst Rev. 2008; 4: CD001929.

Hou WH, Chiang PT, Hsu TY, Chiu SY, Yen YC: Treatment effects of massage therapy in depressed people: A meta-analysis. J Clin Psych. 2010; 71 (7): 894–901.

Lee J, Han M, Chung Y, Kim J, Choi J: Effects of foot reflexology on fatigue, sleep and pain: A systematic review and meta-analysis. J Korean Acad Nurs. 2011; 41 (6): 821–833.

Patel KC, Gross A, Graham N, Goldsmith CH, Ezzo J, Morien A, Peloso PM: Massage for mechanical neck disorders. Cochrane Database Syst Rev. 2012; 9: CD00487.

Ordnungstherapie

Geschichte

- *Diaita*-Lehre zur gesunden Lebensführung und Gesundheitspflege von Hippokrates von Kos (460–377 v. Chr.)
- Naturheilkundliche Ordnungstherapie: Max Bircher-Benner (1867–1939) und Sebastian Kneipp (1821–1897)
- Ab den 1970er Jahren führten neue Erkenntnisse aus der Stressforschung in den USA zur systematischen Entwicklung und Erforschung der Mind-Body-Medizin.
- Moderne Ordnungstherapie: Multimodales Konzept aus der klassischen Naturheilkunde und der Mind-Body-Medizin

Definition

Interventionen der Ordnungstherapie unterstützen den Menschen darin, einen Lebensstil zu entwickeln und zu bewahren, der die Selbstheilungskräfte fördert und erhält. Der Lebensstil setzt sich aus den Bereichen Ernährung, Bewegung, naturheilkundliche Selbsthilfe und Umgang mit Stress und Belastungen (Entspannung) zusammen.

Mind-Body-Medizin (MBM)

Programme der MBM

- Dean Ornish: Programm zur Lebensstilveränderung bei Herz-Kreislauferkrankungen (vegetarische Kost, Visualisierung, Yoga, Bewegung, soziale Unterstützung)
- Herbert Benson: Konzept der *Relaxation Response* als Gegenspieler der *Flight-or-Fight*-Reaktion (Entspannungsmethoden, Meditation, Stressbewältigung)

- Jon Kabat-Zinn: *Mindfulness-Based Stress Reduction*-Programm (Fokus auf Atem, Präsenz, Körperwahrnehmung, Yoga, bewusste Kommunikation)

Inhalte der MBM

- Salutogenese: Aaron Antonovsky und die Betonung des Kohärenzgefühls
- Prinzip der Achtsamkeit: Bewusste Wahrnehmung des Augenblicks und wertfreie, entspannte Grundhaltung (durch Übungen wie z. B. Body-Scan, Atembeobachtung, Sitzmeditation)
- Prozess der Verhaltensänderung durch Unterstützung und Motivation
- Fünf Ebenen der Verhaltensänderung nach Prochaska und Di Clemente

Moderne Ordnungstherapie/ Mind-Body-Medizin: Strukturelement jeder naturheilkundlichen Therapie

- Empfehlungen zur Ernährung: mediterrane Vollwertkost
- Empfehlungen zum Bewegungsverhalten: individuell und an das Beschwerdebild angepasst; täglich 30 Minuten moderates Ausdauertraining, 2–3 x pro Woche Muskelkräftigung
- Naturheilkundliche Selbsthilfe: Kneipp-Therapie, Sauna, Massage, Nahrungsergänzung, Heilkräuter und -pflanzen
- Empfehlungen zum Umgang mit Stress und Belastung: Gedankliche Umstrukturierung, Entspannungsmethoden
- Einladung zu Muße, Mitgefühl und Kreativität

Indikationen

- Begleitende Therapie bei allen chronischen Erkrankungen, die durch den Lebensstil beeinflussbar sind

- Akute und chronische Krankheiten, die Selbstheilungsprozessen des Organismus zugänglich sind
- Evidenzen für Wirkungen bei:
  - Herz-Kreislauferkrankungen (kardiovaskuläre Befunde, Blutdrucksenkung)
  - Schmerzreduktion bei rheumatischen Erkrankungen
  - Migräne und Spannungskopfschmerz, chronische Rückenschmerzen
  - Reduktion von Angst und Depression
  - Krebserkrankungen (Stimmung, Krankheitsbewältigung, Nebenwirkungen der Chemotherapie)

Wissenschaft

Astin JA, Shapiro SL, Eisenberg DM, Forys KL: Mind-body medicine: state of the science, implications for practice. J Am Board Fam Pract. 2003; 16 (2): 131–147.

Eckard C, Cole R, Lockwood J, Torres DM, Williams CD, Shaw JC, Harrison SA: Prospective histopathologic evaluation of lifestyle modification in nonalcoholic fatty liver disease: a randomized trial. Therap Adv Gastroenterol. 2013; 6 (4): 249–259.

Lehmann N, Paul A, Moebus S, Budde T, Dobos GJ, Michalsen A: Effects of lifestyle modification on coronary artery calcium progression and prognostic factors in coronary patients, 3-year results of the randomized SAFE-LIFE trial. Atherosclerosis. 2011; 219 (2): S. 630–636.

Paul A, Altner N, Lange S (2013) Patientenkompetenz fördern durch Ordnungstherapie und Mind-Body-Medizin im Kontext der integrativen Onkologie. Deutsche Zeitschrift für Onkologie. 2013; 45: 1–5.

Paul A, Cramer H, Lauche R, Altner N, Langhorst J, Dobos GJ. An Oncology Mind-Body Medicine Day Care Clinic: Concept and Case Presentation. Integr Cancer Ther. 2013; 12 (6): 503–507.

Phytotherapie

Geschichte

- Erste schriftliche Belege für den Einsatz von Heilkräutern ca. 1500 v. Chr.
- Therapien mit aus Pflanzen hergestellten Heilmitteln finden sich in allen Kulturen.
- Arzneimittelwahl erfolgte empirisch nach der Signaturenlehre.
- Im 19. Jh. große Fortschritte in den Naturwissenschaften: Pflanzeninhaltsstoffe wurden analysiert und extrahiert (z. B. Morphin, Digitalis, Coffein, Acetylsalicylsäure).
- Im 20. Jh. verdrängten die Herstellung synthetischer Wirkstoffe und die Erforschung neuer Arzneistoffe die Phytotherapie.
- Ende des 20. Jh. zunehmend Forschung zur Wirkungsweise von in Pflanzen vorkommenden Wirkstoffkomplexen
- Phytotherapie ist die weltweit am meisten verbreitete Therapieform.

Rechtliche Grundlagen

- Im Sinne der Arzneimittelgesetzgebung sind Phytopharmaka Arzneimittel, die als arzneilich wirksame Stoffe Pflanzen, Pflanzenteile oder Pflanzenbestandteile in bearbeitetem oder unbearbeitetem Zustand enthalten (§ 3 AMG).
- Für Phytopharmaka gelten die gleichen Anforderungen wie für chemische Arzneimittel: pharmazeutische Qualität, Wirksamkeit und Unbedenklichkeit.
- Es gibt Bemühungen (z. B. von der WHO), weltweit die Herstellung und Zulassung von Phytotherapeutika zu vereinheitlichen.
- Für die in Ländern der EU angewendeten Phytotherapeutika werden vom HMPC (Herbal Medicinal Products Committee) der Europäischen Arzneimittelagentur (EMA) Monographien für Zubereitungen aus pflanzlichen Drogen erarbeitet (http://www.ema.europa.eu).

Definition

Phytotherapie ist die Therapie mit ausschließlich aus Pflanzenteilen hergestellten Arzneimitteln. Zumeist verwendet werden Pflanzenextrakte. Phytotherapie ist ein wissenschaftlich anerkanntes Naturheilverfahren.

Grundlagen

Drei Formen der Aufbereitung

- Teile von Frischpflanzen = Frischpflanzenpresssäfte
- Pflanzliche Drogen = getrocknete, aufbereitete Pflanzenteile, Harze etc.
- Extrakte = Auszüge aus Pflanzenteilen oder der gesamten Pflanze

Qualität

- Abhängigkeit der Qualität des Phytotherapeutikums von klimatischen, regionalen, Ernte- bzw. Sammelbedingungen, Lagerung und Weiterverarbeitung
- Standardisierung nach Hauptwirkstoff oder Leitsubstanz; standardisierte Herstellungsverfahren
- Reinheitsprüfung und Herstellung nach dem deutschen Arzneibuch DAB 10 und Zulassungsverfahren gemäß Arzneimittelgesetz (AMG)

Wirksamkeit

- Wirksamkeitsnachweis wurde für viele Phytotherapeutika in klinischen Studien erbracht.

Sichtweisen bezüglich der wissenschaftlichen Erforschung von Phytotherapeutika

1. Betrachtung der Phytotherapeutika unter den üblichen Kriterien der Pharmakologie mit definierbaren Wirkstoffen, Konzentrierung der Forschung primär auf die Untersuchung der verschiedenen Stoffkomponenten
2. Vorteile der Phytotherapeutika bestehen in der Verwendung der Gesamtkomposition der Pflanzenextrakte; daher Förderung von Grundlagenuntersuchungen bezüglich der Gesamtextrakte → synergistische Effekte der Inhaltsstoffe, Berücksichtigung qualitativer Aspekte gegenüber stofflich quantitativen Aspekten.

Unbedenklichkeit

Arzneimittelsicherheit wird gemäß AMG überwacht. Kontraindikationen, Nebenwirkungen und Interaktionen werden bei den einzelnen Drogen angegeben.

Pharmazeutische Zubereitungsformen

- Zubereitung der pflanzlichen Droge: Extrakte (Trockenextrakt, Fluidextrakt, Dickextrakt, Tinktur, Spezialextrakt), Dekokt, Destillat, Mazeration, Pulver
- Arzneiformen: Infus (Tee), Dragees, Tabletten, Suppositorien, Inhalationslösungen, Injektionslösungen, Salben, Linimente, Frischpflanzenpresssaft

Wirkstoffgruppen von Phytotherapeutika

- Einteilung nach primären und sekundären Pflanzenstoffen
- Sekundäre Pflanzenstoffe sind Alkaloide, Glycoside, Saponine, Flavonoide, ätherische Öle, Gerbstoffe, Bitterstoffe, Phytosterine, Carotinoide, Senföle, Schleimstoffe, Vitamine, Phytohormone

Phytotherapie – Bevorzugte Anwendungsgebiete

1. Atemwegserkrankungen

Hauptanwendungsgebiete

- Erkältungskrankheiten, Rhinitis, Sinusitis
- Akute und chronische Bronchitis
- Chronischer Husten

Wirkungen

Expektorierend (sekretolytisch, mukolytisch und sekretomotorisch), antiphlogistisch, bronchospasmolytisch, antitussiv, antibakteriell, virustatisch

Ätherischöldrogen

- Wirkung: Je nach Inhaltsstoffen der betreffenden Droge antitussiv, sekretolytisch, sekretomotorisch, antiphlogistisch, antibakteriell, lokal hyperämisierend, virustatisch, spasmolytisch und immunmodulierend
- Beispiele: Anisfrüchte/-öl, Campher, Eukalyptusblätter/-öl, Minzöl, Pfefferminzblätter/-öl, Thymiankraut/-öl, Kiefern- oder Fichtennadelöl, Fenchelfrüchte/-öl, Salbeiblätter/-öl, Myrtol
- Applikationsweise: oral, perkutan und/oder inhalativ

Schleimdrogen (Mucilaginosa)

- Wirkung: lokal hustenreizlindernd
- Beispiele: Eibischwurzel, -blüten und -blätter, Isländisches Moos, Malvenblüten und -blätter, Spitzwegerichkraut

- Anwendungsgebiete: Katarrhe der oberen Luftwege, Schleimhautreizungen im Mund-Rachen-Raum

Saponindrogen

- Expektorierende Wirkung, teilweise auch antiphlogistische und bronchospasmolytische Wirkungen
- Beispiele: Efeublätter, Primelwurzel, Schlüsselblumenblüten, Senegawurzel

Weitere Phytopharmaka bei Atemwegserkrankungen

- Pelargoniumwurzel: antimikrobiell, immunmodulierend
- Süßholzwurzel: antiphlogistisch
- Kraut des Purpurroten Sonnenhutes (Echinacea): immunmodulierend
- Kapuzinerkressenkraut, Meerrettichwurzel: bakteriostatisch, antimykotisch
- Holunderblüten, Mädesüßblüten, Eisenkraut u. a.

Nebenwirkungen

- Saponindrogen: selten Magenbeschwerden, Brechreiz, Erbrechen
- Ätherische Öle (Expektoranzien): bei Asthma bronchiale selten allergische Typ IV-Reaktionen, Bronchospasmen

Kontraindikationen

- Campher, Eukalyptus-, Fichten-, Kiefernnadelöl: Asthma bronchiale und Keuchhusten
- Minzöl, Pfefferminzöl, Campher, Eukalyptus-, Fichten-, Kiefernnadelöl: Applikation in Gesichtsnähe oder Inhalation bei Kindern bis zur Vollendung des zweiten Lebensjahres (Kratschmer-Reflex)
- Alle ätherischen Öle: Haut- und Kinderkrankheiten mit Exanthem (bei lokaler Anwendung)

- Minz-, Pfefferminzöl: Gallensteinleiden, Verschluss der Gallenwege, Cholezystitis, schwergradige Lebererkrankungen

Wissenschaft

Kemmerich B, Eberhardt R, Stammer H.: Efficacy and tolerability of a fluid extract combination of thyme herb and ivy leaves and matched placebo in adults suffering from acute bronchitis with productive cough. A prospective, double-blind, placebo-controlled clinical trial. Arzneimittelforschung. 2006;56(9):652-60

Timmer A, Günther J, Rücker G, Motschall E, Antes G, Kern WV: Pelargonium sidoides extract for acute respiratory tract infections. Cochrane Database Syst Rev. 2008; 3: CD006323.

2. Magen-Darmerkrankungen

Hauptanwendungsgebiete

Allgemeine funktionelle Störungen des Magen-Darmtraktes wie Reizmagen, Reizdarmsyndrom, akute und chronische Diarrhoe, akute und chronische Obstipation

Wirkungen

Sekretionssteigerung oder -minderung, lokale Reizlinderung (Schleimhautprotektion), Motilitätsförderung, Entzündungshemmung, Tonisierung, Spasmolyse, Sedierung, Appetitförderung, Durchblutungssteigerung

Einteilung nach Wirkeigenschaften

- **Bitterstoffdrogen**: reflektorische Steigerung der Magensaftsekretion, Förderung der Verdauung, Appetitsteigerung; z. B. Enzianwurzel, Lö-

wenzahnwurzel mit Kraut, Angelikawurzel, Wermutkraut, Curcumawurzelstock, Ingwerrhizom
- **Karminativa**: spasmolytisch, entblähend, verdauungsfördernde Wirkungen, Verminderung von Flatulenz; z. B. Anis, Fenchel, Kümmel, Schafgarbe, Kamille
- **Spasmolytika**: Verminderung des Tonus der glatten Muskulatur im Magen-Darm-Trakt, damit Linderung krampfartiger Schmerzen; z. B. Pfefferminzöl, Angelikawurzel, Kümmel, Melissenblätter

Pflanzliche Drogen bei Reizmagen

- Kümmel, Anis, Fenchel, Schafgarbenkraut, Kamille, Melisse, Baldrian, Pfefferminzöl, Süßholzwurzel, Muzilaginosa wie z. B. Leinsamen, Malvenblüten

Pflanzliche Drogen bei Reizdarmsyndrom

Pfefferminzöl, Anisöl, Kümmelöl, Süßholzwurzel, Flohsamen, Indische Flohsamen, Flohsamenschalen, Leinsamen

Pflanzliche Drogen bei akuter und chronischer Diarrhoe

- Quellstoffe und Schleimdrogen: Flohsamen, Leinsamen
- Glykosiddrogen: Uzarawurzel zur Motilitätsreduktion
- Antiphlogistika: Kamillenblüten
- Hefe (Saccharomyces boulardii): Bindung oder Abtötung pathogener Bakterien, toxinneutralisierend, immunstimulierend
- Gerbstoffdrogen: adstringierend, bakteriostatisch; z. B. Tormentillwurzelstock, getrocknete Heidelbeerfrüchte, Odermennigkraut

Pflanzliche Drogen bei akuter und chronischer Obstipation

Hauptanwendung

Habituelle Obstipation, Umstände, bei denen eine leichte Defäkation mit weichen Stühlen gewünscht wird, symptomatische Therapie von leichten gastrointestinalen Beschwerden.

Wirkeigenschaften

- Füll- und Quellstoffe: Flohsamen, indische Flohsamen(schalen), Leinsamen – Einnahme mit reichlich Flüssigkeit, geeignet für Langzeitanwendung
- Anthranoiddrogen (antiabsorptiv, sekretagog): Sennesfrüchte, Sennesblätter, Rhabarberwurzel, Faulbaumrinde, Aloe
  Achtung: Ausschließlich kurzzeitige Anwendung!

Kontraindikationen

- Hypersensitivität gegenüber der Droge
- Bei einer plötzlichen Änderung in den Stuhlgangsgewohnheiten, die über mehr als zwei Wochen anhalten, unklaren rektalen Blutungen und Stuhlverhalt trotz der Einnahme eines Abführmittels
- Bei pathologischen Stenosen im Gastrointestinaltrakt, Erkrankungen des Ösophagus oder der Kardia, Schluckstörungen, Obstruktions-Ileus, paralytischem Ileus, Megacolon
- Bei Anthranoiddrogen zusätzlich Kinder unter 12 Jahren, Stillzeit, Schwangerschaft, Hypokaliämie

Wissenschaft

Liu JP, Yang M, Liu YX, Wei ML, Grimsgaard S: Herbal medicines for treatment of irritable bowel syndrome. Cochrane Database Syst Rev. 2006; 1: CD004116.

Valussi M: Functional foods with digestion-enhancing properties (review). Int J Food Sci Nutr. 2012; 63 (Suppl. 1): 82–89.

3. Leber- und Gallenwegserkrankungen

Hauptanwendungsgebiete pflanzlicher Cholagoga und Choleretika

- Dyspeptische Beschwerden, Dyskinesien der Gallenwege
- Steigerung der Gallenproduktion/ Steigerung des Gallenabflusses

Kontraindikationen

- Gallenwegsverschluss
- Gallenblasenempyem
- Ileus

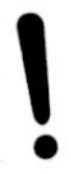

Vorsicht bei Cholelithiasis, wenn die Steine noch mobilisierbar sind!

Beispiele

- Bitterstoffdrogen: Artischockenblätter (funktionelle Störungen der Gallenwege), Wermut (spasmolytisch, fördert die Gallebildung), Löwenzahn (Ganzpflanze, sekretionsfördernd, appetitanregend, bei Störung des Galleflusses), Schafgarbenkraut (choleretisch, spasmolytisch)
- Ätherischöldrogen: Gelbwurz (Verdauungsbeschwerden, fördert die Gallebildung, entzündungshemmend), Pfefferminzöl (spasmolytisch)
- Sonstige Drogen: Ingwerwurzelstock (verdauungsfördernd)

Lebertherapeutika, z. B. Mariendistelfrüchte

- Wirkung: hepatoprotektiv
- Indikationen: toxische Leberschäden, zur unterstützenden Behandlung bei chronisch-entzündlichen Lebererkrankungen und Leberzirrhose

Wissenschaft

Colle D, Arantes LP, Gubert P, da Luz SC, Athayde ML, Teixeira Rocha JB, Soares FA: Antioxidant properties of Taraxacum officinale leaf extract are involved in the protective effect against hepatoxicity induced by acetaminophen in mice. J Med Food. 2012; 15 (6): 549–556.

Saller R, Brignoli R, Melzer J, Meier R: An updated systematic review with meta-analysis for the clinical evidence of Silymarin. Forsch Komplement Med. 2008; 15 (1): 9–20.

4. Erkrankungen des Herz- und Gefäßsystems

Weißdornblätter und -blüten

- Wirkungen: Zunahme des Koronardurchflusses und der Myokarddurchblutung, leicht positiv inotrop, antiarrhythmisch, Senkung des Afterloads, kardioprotektiv
- Indikationen: Herzinsuffizienz des Stadiums I und II nach NYHA adjuvant zur Standardtherapie, milde stenokardische Beschwerden
- Nebenwirkungen, Kontraindikationen nicht bekannt; von der Einnahme wird Kindern unter 12, Schwangeren und stillenden Müttern wegen fehlender Untersuchungen bei diesen Personengruppen abgeraten.

Knoblauch

- Wirkungen: Senkung der Lipide, Verlängerung der Prothrombinzeit, reversible Hemmung der Thrombozytenaggregation, Steigerung fibrinolytischer Aktivität, antioxidativ, antibakteriell, antimykotisch
- Indikationen: Erhöhte Blutfettwerte, Prävention und Therapie der Arteriosklerose, Verdauungsstörungen
- Nebenwirkungen, Kontraindikationen: vereinzelt allergische Reaktionen; Magenreizung bei hohen Dosen; Wirkung gerinnungshemmender Arzneimittel kann verstärkt werden.

Ginkgoblätter bei peripheren und zerebralen Durchblutungsstörungen und Demenz

- Wirkungen: u. a. antioxidativ (Hemmung der Lipidoxidation), neuroprotektiv, Verbesserung der zerebralen kapillären Perfusion
- Indikation: symptomatische Behandlung von hirnorganisch bedingten Leistungsstörungen im Rahmen eines therapeutischen Gesamtkonzeptes bei dementiellen Syndromen mit der Leitsymptomatik Gedächtnisstörungen, Konzentrationsstörungen, depressive Verstimmung, Schwindel, Ohrensausen, Kopfschmerzen
- Verbesserung der schmerzfreien Gehstrecke bei peripherer arterieller Verschlusskrankheit bei Stadium II nach Fontaine (*Claudicatio intermittens*) im Rahmen physikalisch-therapeutischer Maßnahmen, insbesondere Gehtraining
- Schwindel, adjuvante Therapie bei Tinnitus vaskulärer und involutiver Genese
- Kontraindikationen: Überempfindlichkeit gegenüber Ginkgo biloba oder einem der sonstigen Bestandteile, Schwangerschaft, Personen unter 18 Jahre
- Nebenwirkungen: < 0,02 % allergische Reaktionen, Schwindelgefühl, gastrointestinale Beschwerden

Pflanzliche Venenmittel: Rosskastanie, rotes Weinlaub

- Wirkung vornehmlich auf den Kapillarbereich (antioxidativ, kapillarresistenzsteigernd)
- Innere Anwendungen (Dragee)
- Indikationen: Varikosis, venöse Ödeme, postthrombotisches Syndrom, Ulcus cruris
- Nebenwirkungen: Magenbeschwerden

Wissenschaft

Eggeling T, Regitz-Zagrosek V, Zimmermann A, Burkart M: Baseline severity but not gender modulates quantified Crataegus extract effects in early heart failure. A pooled analysis of clinical trials. Phytomed. 2011; 18 (4): 1214–1219.

Pittler MH, Ernst E: Horse chestnut seed extract for chronic venous insufficiency. Cochrane Database Syst Rev. 2006; 1: CD00323.

Ried K, Frank OR, Stocks NP, Fakler P, Sullivan T: Effect of garlic on blood pressure. A systematic review and meta-analysis. BMC Cardiovasc Disord. 2008; 8: 13.

5. Therapie der ableitenden Harnwege und der Prostata

Hauptindikationen

- Erkrankungen mit entzündlicher und krampfartiger Komponente (z. B. dysurische Beschwerden, Reizblase)
- Leichte bis mittelschwere Harnwegsinfektionen (z. B. Zystitis, Urethritis)
- Steinleiden (z. B. Harngrieß, Urolithiasis als Additiva)
- Miktionsstörungen unterschiedlicher Genese
- Benigne Prostatahyperplasie
- Als adjuvante Therapie bei fieberhaften Harnwegsinfektionen und Harnwegsinfektionen, die eine Antibiotikatherapie erfordern

Einteilung nach Wirkungsspektrum

- Durchspülungsmittel
- Urodesinfizienzien
- Prostata-Mittel

Wirkprinzipien

- Diuretisch (aquaretisch), harnwegsdesinfizierend, antiphlogistisch, spasmolytisch, analgetisch
- 5-Alpha-Reduktasehemmung, Aromatasehemmung, antiexsudative, dekongestive und antiphlogistische Effekte u. a.

Beispiele

- Drogen zur Durchspülungstherapie bei Entzündungen der Harnwege bzw. bei Harngrieß: Birkenblätter, Brennnesselkraut, Goldrutenkraut, Orthosiphonblätter, Schachtelhalmkraut, Spargelwurzelstock
- Drogen zur unterstützenden Therapie bei Harnwegsinfektionen: Bärentraubenblätter, Meerrettichwurzel, Kapuzinerkresseblüten
- Drogen zur Behandlung von dysurischen Beschwerden: Kürbissamen, Gartenbohnenhülsen
- Prophylaxe von Kalziumoxalat und Phosphatsteinrezidiven sowie von rezidivierenden Harnwegsinfekten durch harnansäuernde Drogen: Pflaumen-, Birnen-, Preiselbeersaft, Johannisbeeren
- Behandlung der benignen Prostatahyperplasie: Früchte der Sägepalme, Brennnesselwurzel, Kürbissamen, Gräserpollenextrakte

Wissenschaft

Tacklind J, MacDonald R, Rutks I, Wilt TJ: Serenoa repens for benign prostatic hyperplasia. Cochrane Database Syst Rev. 2012; 12: CD001423.

6. Erkrankungen des Nervensystems

Hauptindikationen der Phytotherapeutika

- Nervös bedingte Einschlafstörungen
- Milde bis mittelschwere Depressionen

- Leichte bis mittelschwere depressive Episoden ohne oder mit somatischen Symptomen
- Angst, nervöse Unruhezustände

Einteilung der Phytotherapie nach Wirkungsspektrum

- Sedativa: Baldrianwurzel, Hopfenzapfen, Melissenblätter, Passionsblume
- Anxiolytika: Baldrianwurzel, Lavendelblüten, Passionsblume
- Antidepressiva: Johanniskraut

Wirkungen

- Sedativa: beruhigend, Verbesserung der physiologischen Schlafqualität ohne Beeinflussung des REM-Schlafes
- Anxiolytika: anxiolytisch, keine hypnotischen Eigenschaften, keine Beeinträchtigung des Reaktionsvermögens
- Antidepressiva: Hemmung des synaptosomalen Re-Uptake von Serotonin, Dopamin, GABA, Glutamat und Noradrenalin

Beispiel Johanniskraut

- Wirksamkeit belegt bei psychovegetativen Störungen, depressiven Verstimmungszuständen, Angst und/ oder nervöser Unruhe
- Gegenanzeigen wegen Wechselwirkungen mit Ciclosporin, Tacrolimus, Indinavir und anderen Protease-Inhibitoren in der Anti-HIV-Behandlung, Irinotecan und anderen Zytostatika, Antidepressiva. Nicht anzuwenden bei Allergie gegen die Inhaltsstoffe, bei bekannter Lichtüberempfindlichkeit der Haut und schweren depressiven Episoden. Keine Anwendung bei Kindern unter 12 Jahren oder bei Schwangerschaft und Stillzeit wegen fehlender ausreichender Untersuchungen
- Nebenwirkungen: Selten Photosensibilisierung bei hellhäutigen Personen, bei gleichzeitiger Antikoagulanziengabe können Störungen der Blutgerinnung verstärkt werden.

Wissenschaft

Pakseresht S, Boostani H, Sayyah M: Extract of valerian root (Valeriana officinalis L.) vs. placebo in treatment of obsessive-compulsive disorder: a randomized double-blind study. J Complement Integr Med. 2011; 8 (1): DOI: 10.2202/1553-3840.1465.

Rahimi R, Nikfar S, Abdollahi M: Efficacy and tolerability of Hypericum perforatum in major depressive disorder in comparison with selective serotonin reuptake inhibitors. A meta-analysis. Prog Neuropsychopharmacol Biol Psychiatry. 2009; 33 (1): 118–127.

7. Gynäkologische Erkrankungen

Hauptindikationen

- Prämenstruelles Syndrom: Mönchspfeffer (Agnus castus), dopaminantagonistische Wirkung
- Beschwerden im Klimakterium: Traubensilberkerzenwurzel (Cimicifuga racemosa), zentrale, nicht hormonähnliche Wirkung

Wissenschaft

Leach MJ, Moore V: Black cohosh (Cimicifuga spp.) for menopausal symptoms. Cochrane Database Syst Rev. 2012; DOI: 10.1002/ 14651858. CD007244.

Nevatte T, O'Brien PM, Bäckström T, et al. Consensus Group of the International Society for Premenstrual Disorders: ISPMD consensus on the management of premenstrual disorders. Arch Womens Ment Health. 2013; 16 (4): 279–291.

8. Schmerzen

Hauptindikationen

Lokal

- Spannungskopfschmerzen, rheumatische Beschwerden, Pruritus, schmerzhafte Hautirritationen (Pfefferminzöl)
- Schmerzhafter Muskelhartspann im Schulter-Arm-Bereich sowie im Bereich der Wirbelsäule (Cayenne-Pfeffer)
- Prellungen, Zerrungen, Verstauchungen (Beinwellwurzel/-kraut/-blätter)

Oral

- Fieber bei Erkältung, leichte Gelenkschmerzen, Kopfschmerzen, LWS-Syndrom (Weidenrinde)
- leichte Gelenkschmerzen, leichte Verdauungsbeschwerden (Teufelskrallenwurzel)
- Adjuvant bei rheumatischen Beschwerden, bei Entzündungen der unteren Harnwege (Brennnesselkraut)

Beispiele

- Pfefferminzöl: wirksamer Inhaltsstoff L-Menthol, stimuliert Kälterezeptoren
- Cayennepfeffer: wirksamer Inhaltsstoff Capsaicin, setzt Substanz P frei
- Beinwellwurzel/-kraut/-blätter: wirksame Inhaltsstoffe vermutlich Schleimstoffe, Allantoin, Gerbstoffe, antientzündlich, analgetisch, Förderung der Kallusbildung
- Weidenrinde: wirksame Inhaltsstoffe vermutlich Polyphenole, hemmen Zytokinfreisetzung, antioxidativ
- Teufelskrallenwurzel: wirksame Inhaltsstoffe unklar, peripher analgetisch, leicht antientzündlich, hemmt Zytokinfreisetzung

- Brennnesselblätter: wirksame Inhaltsstoffe vermutlich (+)-Kaffeoyläpfelsäure und deren Ester, Flavonoide, antientzündlich, hemmen Zytokinfreisetzung

Unerwünschte Arzneimittelwirkungen

- Pfefferminzöl: leichte, vorübergehende kutane Hypersensitivitätsreaktionen
- Cayennepfeffer: gelegentlich Brennen, Stechen, entzündliche Reaktionen, selten urtikarielles Ekzem, starke Schleimhautreizung
- Beinwellwurzel/-kraut/-blätter: nicht bekannt, Anwendungsbeschränkung auf 4–6 Wochen/Jahr.
- Weidenrinde: 2,9 % allergische Hautreaktionen (Salizylatsensitivität), 4,2 % gastrointestinale Nebenwirkungen, aber keine Ulcera
- Teufelskrallenwurzel: 8 % Diarrhö, seltener gastrointestinale Beschwerden, Kopfschmerzen Benommenheit, allergische Hautreaktionen
- Brennnesselblätter: bis 2,7 % gastrointestinale Beschwerden, Allergien

Wissenschaft

Gagnier JJ, van Tulder MW, Berman B, Bombardier C. Herbal medicine for low back pain: a Cochrane review. Spine (Phila Pa 1976). 2007; 32 (1): 82–92.

Vlachojannis JE, Cameron M, Chrubasik S. A systematic review on the effectiveness of willow bark for musculoskeletal pain. Phytother Res. 2009; 23 (7): 897–900.

Komplementärmedizinische Verfahren

Anthroposophische Medizin

Geschichte

- Begründung der Anthroposophischen Medizin Anfang der 1920er Jahre durch den Naturwissenschaftler und Philosophen Rudolf Steiner (1861–1925) und die Ärztin Ita Wegman (1876–1943)
- Prinzipielle Anerkennung der naturwissenschaftlichen Medizin als Grundlage ärztlichen Handelns und methodische und thematische Erweiterung um geisteswissenschaftliche Gesichtspunkte
- Weiterentwicklung der europäischen Erkenntnisphilosophie → Beziehung des Geistigen im Menschen und in der Natur zum Geistigen im Weltganzen (Anthroposophie)
- 1921 Begründung erster klinisch-therapeutischer Einrichtungen in Arlesheim/Schweiz (1925–1928 Bau des Goetheanums)
- Heute weltweit Kliniken, Sanatorien und therapeutische Einrichtungen, in Deutschland u. a. in Witten/Herdecke, Berlin, Stuttgart, Öschelbronn
- Misteltherapie als bekannteste Therapieform (siehe Kapitel Misteltherapie), die aus der anthroposophischen Medizin hervorgegangen ist

Definition

Die Anthroposophische Medizin ist als eine am Menschen orientierte Medizin umfassend (mehrdimensional, ganzheitlich) und individuell. Ihre Grundlagen liegen in Naturwissenschaft und Psychologie einerseits und in der von Steiner begründeten Anthroposophie (Weisheit vom Menschen) andererseits. Die Anthroposophie versteht sich nicht als feste Lehrmeinung, sondern als methodisch nachvollziehbare empirische Geisteswissenschaft.

Grundprinzipien

- Der individuelle Mensch steht im Mittelpunkt von Diagnostik und Therapie und wird als autonomes und selbstbestimmtes Wesen gesehen, welches vier Dimensionen (Wesensglieder) umfasst:
  - Körper (System physischer Substanzen und Strukturen)
  - Lebensleib (Ätherleib, System der die Eigenschaften des Lebens bewirkenden Kräfte, denen die aktive räumliche und zeitliche Organisation der physischen Substanzen während des Lebens zu verdanken ist; über ätherische Kräfte verfügen auch Pflanzen und Tiere, nicht jedoch Mineralien)
  - Seele (Astralleib, Organisation der seelischen Kräfte mit bewussten und unbewussten Anteilen; über eine Seele verfügen auch Tiere, nicht aber die Pflanze)
  - Geist (Geistiger Wesenskern der menschlichen Seele, eigentliches Ich des Menschen, das der Seele ihre geistigen Fähigkeiten – z. B. selbstbewusste Intelligenz – und damit ihre Freiheitsfähigkeit verleiht = Handeln aus Einsicht).

- Indem der physische Körper nicht nur den physikalisch-chemischen Kräften folgt (dann wäre er eine Maschine oder ein Leichnam), sondern auch denjenigen von Leben, Seele und Geist, hat er das typisch individuelle menschliche Gepräge, das ihn zum Träger einer je bestimmten und einmaligen Individualität macht.
- Das Zusammenwirken des Seelisch-Geistigen mit dem Physisch-Leiblichen gestaltet sich beim Menschen auf dreifache Weise (funktionelle Dreigliederung):
  - Nerven-Sinnes-System: System der bewussten und unbewussten Wahrnehmungs- und Informationsvermittlung mit seinem Hauptorgan im Zentralnervensystem
  - Rhythmisches System: rhythmisches Transport- und Ausgleichssystem durch Respiration und Zirkulation, mit seinen Hauptorganen Lunge und Herz

- Stoffwechsel-Bewegungs-System: metabolisches Substanz- und Energiebeschaffungs- und Eliminationssystem mit seinen Hauptorganen im Abdominalbereich

– Repräsentanz der dreigliedrigen Ordnung im gesamten Organismus bis in die kleinsten Struktureinheiten; metabolische, rhythmische und steuernde Informationsfunktionen arbeiten stets ineinander, sind aber funktionell voneinander zu unterscheiden.
– Das Rhythmische System dient als Vermittler zwischen den polaren beiden anderen Systemen.
– Gesundheit und Krankheit sind nicht als Ausdruck einer bloß physisch-chemisch zu denkenden Interaktion von Molekülen, sondern als Ausdruck von Regelmäßigkeiten oder Unregelmäßigkeiten bzw. Gleichgewichten oder Ungleichgewichten im Zusammenwirken von physischen, lebendigen, seelischen und geistigen Prozessen bzw. von Funktionsverhältnissen des Nerven-Sinnes-, Rhythmus- und Stoffwechselsystems in einem Organ, Organsystem oder im ganzen Organismus zu verstehen.
– Die Diagnose richtet sich nicht nur auf die pathologische Anatomie der physischen Befunde oder die psychischen Funktionsstörungen, sondern auf die sie verursachenden Funktionsverhältnisse der vier Wesensglieder oder der drei funktionellen Systeme.
– Prophylaxe und Therapie setzen demnach auch auf diesen Ebenen an, je nach dem objektivierbaren individuellen Bedarf. Das Resultat ist ein multimodaler und individualisierter ganzheitlicher Therapieansatz.

Arzneimittel und therapeutische Methoden

– Eine Basis bilden die üblichen konventionellen Verfahren der Pharmakotherapie, Chirurgie usw. Je nach Bedarf und Möglichkeit werden spezifisch-anthroposophische Verfahren eingesetzt.
– Die Arzneimittel werden nach speziellen pharmazeutischen Verfahren hergestellt, die z. B. einen Bezug zur Wirkensweise der vier Wesens-

glieder oder der drei Funktionssystem haben: Kälte- oder Wärmeanwendungen, rhythmische Verfahren, u. a.

- Dazu gehören auch homöopathische Potenzierungsverfahren, phytotherapeutische Herstellungen und aus Mineralien komponierte Heilmittel.
- Arzneimittelfindung findet unter Berücksichtigung der Wechselbeziehungen bzw. der evolutiven Verwandtschaft zwischen Mensch und Umwelt (Mineralien, Pflanzen, Tierreich) statt. Bsp.: Zuordnung von Wurzel, Stängel oder Blätter, Blüte zu den drei menschlichen Funktionssystemen). Der Mensch wird dabei als Mikrokosmos im Weltganzen aufgefasst.
- Weitere therapeutische Methoden neben medikamentösen Therapien und naturheilkundlichen Anwendungen sind:
  - Kunsttherapie (therapeutisches Malen, Zeichnen, Plastizieren, therapeutische Sprachgestaltung, Musiktherapie)
  - Heileurythmie (besondere Bewegungstherapie)
  - Rhythmische Massage
  - Biographie-Arbeit
  - Anthroposophische Gesprächstherapie, unter Berücksichtigung von psychosozialen, aber auch von existenziellen bzw. spirituellen Perspektiven wie Sinn- und Schickalsfragen
  - Diätetik
- Ein wichtiges therapeutisches Prinzip ist neben der Elimination pathologischer Strukturen und Prozesse die Anregung salutogener Prozesse bzw. die Aktivierung von Ressourcen auf vitaler, seelischer und geistiger Ebene.
- Wichtig ist auch die berufsspezifische Persönlichkeitsschulung anhand von Selbsterkenntnis, Wahrnehmungs-, Denk-, Gefühls- und Willensschulung sowie Meditation, um die ärztliche Wahrnehmungs-, Erkenntnis-, therapeutische Intuitions- und Handlungsfähigkeit in der Zuwendung zum Patienten zu fördern.
- Die therapeutische Arzt-Patientenbeziehung ist ein integraler Teil der Gesamttherapie.

Indikationen

- Akute und chronische Krankheitsformen, bei denen versucht wird, durch salutogene Verfahren der Anthroposophischen Medizin potenziell noch vorhandene Selbstordnungs- bzw. Selbstheilungskapazitäten zu aktivieren
- Insbesondere funktionelle Herz-Kreislauf-Erkrankungen, kindliche Entwicklungsstörungen, Kinderkrankheiten, allergische Erkrankungen, Atemwegserkrankungen, psychosomatische und psychiatrische Erkrankungen, gynäkologische, dermatologische und ophthalmologische Erkrankungen, Erkrankungen des Bewegungssystems, Neoplasien

Kontraindikationen

Erkrankungen, bei denen ein schneller Funktionsersatz, Funktionsausschaltung oder Funktionslenkung erforderlich und Selbstheilungskapazitäten nicht zu erwarten sind. Hier werden auch in der Anthroposophischen Medizin die üblichen zytoreduktiven, ablativen, palliativen oder intensivmedizinischen Methoden der konventionellen Medizin angewandt.

Wissenschaft

Büssing A, Ostermann T, Majorek M, Matthiessen PF: Eurythmy therapy in clinical studies. A systematic literature review. BMC Complement Altern Med. 2008; 8: 1–8.

Hamre HJ, Kiene H, Glockmann A, Ziegler R, Kienle GS: Long-term outcomes of anthroposophic treatment for chronic disease: a four-year follow-up analysis of 1510 patients from a prospective observational study in routine outpatient settings. BMC Res Notes. 2013; 6 (1): 269.

Heusser et al.: Palliative in-Patient Cancer Treatment in an Anthroposophic Hospital. Forsch Komplement Med. 2006; 13 (2): 94–100.

Hamre et al.: Anthroposophic Therapies in Chronic Disease: The Anthroposophic Medicine Outcomes Study (AMOS). Eur J Med Res. 2004; 9: 351–360.

Kienle GS, Glockmann A, Grugel R, Hamre HJ, Kiene H: Klinische Forschung zur Anthroposophischen Medizin. Update eines „Health Technology Assessment"-Berichts und status quo. Forsch Komplement Med. 2011; 18 (5): 269–282.

Anthroposophische Medizin – Misteltherapie

Geschichte

- Mistel (*Viscum album L.*) schon in der Antike bekannt
- Rudolf Steiner (Begründer der Anthroposophischen Medizin) hat auf eine mögliche Relevanz von Mistelanwendungen in der Krebstherapie hingewiesen (1916–1925).
- Ita Wegman (Ärztin) entwickelte gemeinsam mit einem Apotheker das erste Mistelpräparat (Iscar). Die Mistel wurde damit erstmals vor ca. 90 Jahren in der Anthroposophischen Medizin zur Krebsbehandlung eingesetzt.
- Entwicklung spezifisch anthroposophischer Herstellungsverfahren: a) Differenzierung nach Wirtsbäumen der Mistel, b) Metallzusätze zur Erzielung einer Organotropie, c) Dynamisierung der Präparate durch Mischung von Sommer- und Wintermistelextrakten durch spezifische technisch-pharmazeutische Verfahren
- Entwicklung von mistellektinstandardisierten Präparaten in den 1990er Jahren
- Anthroposophische Mistelpräparate: Iscador, Helixor, ABNOBAViscum, Iscucin, Isorel
- Phytotherapeutische Mistelpräparate: Lektinol

Wirkungen der Misteltherapie *in vitro/ in vivo*

- Tumorhemmung: direkt durch Apoptoseinduktion, indirekt durch immunologische Effektorzellen
- Immunmodulation: Erhöhung der Zahl und Aktivität immunologischer Effektorzellen, Zytokinfreisetzung
- Immunprotektion: Erhöhung der DNA-Reparaturleistung, Verminderung immunsuppressiver Wirkungen der Chemotherapie
- Immunstimulation: Mistellektine als Hauptbestandteil

- Normalisierung der Grundsubstanz (Erhöhung der Collagensynthese, Verminderung der Collagenaseaktivität der Tumorzellen)
- Verbesserung der Lebensqualität (Normalisierung des Neuroendokrinums, Erhöhung der Enkephaline)
- Differenzierung der Mistelforschung und -anwendung in Orientierung auf den (a) Gesamtextrakt bzw. (b) Mistellektin 1 als Hauptwirkstoff

Anwendung

- Injektionen eines Gesamtextraktes mit individueller Dosierung je nach Patientenreaktion versus lektingehaltorientierte Dosierung entsprechend Körpergewicht
- Aufsteigende Dosierungen in rhythmisch wechselnden Injektionsfolgen versus Injektionsreihen mit konstanter Dosierung

Indikationen

- Kurativ bei bösartigen und gutartigen Tumorerkrankungen
- Supportiv bei bösartigen und gutartigen Tumorerkrankungen
- Definierte Präkanzerosen
- Vorbeugung von Tumorrezidiven
- Anregung der Knochenmarkstätigkeit
- Maligne Erkrankungen und begleitende Störungen der blutbildenden Organe
- Reduktion der therapiebedingten Nebenwirkungen
- Verbesserung der Lebensqualität

Kontraindikationen

- Bekannte Allergie auf Mistelzubereitungen (ggf. Desensibilisierungsbehandlung)

- Akut entzündliche bzw. hochfieberhafte Erkrankungen
- Aktive Tuberkulose
- Hyperthyreose mit dekompensierter Stoffwechsellage
- Primäre Hirn- und Rückenmarkstumoren
- Intrakranielle Metastasen mit Gefahr einer Hirndruckerhöhung
- Strenge Indikationsstellung in der Schwangerschaft

Nebenwirkungen

- Örtlich begrenzte entzündliche Reaktion um die Einstichstelle
- Vorübergehende Schwellung regionaler Lymphknoten
- Allergische oder allergoide Reaktionen
- Hirndruckerhöhungen bei intrakraniellen Tumoren oder Metastasen

Wissenschaft

Büssing A (Hrsg.): Mistletoe. The Genus Viscum. Amsterdam: harwood academic publishers; 2000.

Horneber M, Bueschel G, Huber R, Linde K, Rostock M: Mistletoe therapy in oncology. Cochrane Database Syst Rev. 2008; 2: CD003297.

Kienle GS, Kiene H: Die Mistel in der Onkologie. Stuttgart: Schattauer; 2003.

Kienle GS, Kiene H: Complementary cancer therapy. A systematic review of prospective clinical trials on anthroposophic mistletoe extracts. Eur J Med Res. 2007; 12 (3): 103–119.

Kienle GS, Kiene H: Review article: Influence of Viscum album L (European mistletoe) extracts on quality of life in cancer patients: a systematic review of controlled clinical studies. Integr Cancer Ther. 2010;9 (2): 142–157

Kienle GS, Grugel R, Kiene H: Safety of higher dosages of Viscum album L. in animals and humans--systematic review of immune changes and safety parameters (Review). BMC Complement Altern Med. 2011; 11: 72. DOI: 10.1186/1472-6882-11-72.

Homöopathie

Geschichte

- Der Begriff „Homöopathie“ stammt von ihrem Begründer Samuel Hahnemann (1755–1843). Der Begriff setzt sich zusammen aus den griechischen Wörtern *homoîos* (ähnlich) und *páthos* (Krankheit, Leiden). Erstmalige Verwendung des Begriffs 1807 in der Schrift *Fingerzeige auf den homöopathischen Gebrauch der Arzneien in der bisherigen Praxis.*
- Motivation, „sanft zu heilen“ ist zurückzuführen auf die zu dieser Zeit praktizierten, z. T. drastischen medizinischen Verfahren: Aderlass, Einläufe, Schröpfkuren, Brechmittel.
- Hahnemanns Leben und Schaffen geprägt durch den Zeitgeist der Aufklärung
- Chinarinden-Selbstversuch von 1790 gilt als Ausgangspunkt der Homöopathie → Entwicklung des Ähnlichkeitsprinzips und der Arzneimittelprüfung am Gesunden
- Hahnemann hat im Laufe seines Lebens in Deutschland und in Frankreich sein System weiterentwickelt (Miasmenlehre, Chronische Krankheiten).
- Verschiedene „Schulen“ haben die Lehren Hahnemanns weiterentwickelt.
- Wichtig zu unterscheiden sind
  - Klassische Homöopathie (Einzelmittelgabe) – Komplexmittel (Kombinationsmittel)
  - Individuelle Mittelfindung – bewährte Indikation (klinische Homöopathie)

Definition

Homöopathie ist eine individuelle Arzneitherapie, die im Sinne einer Reiztherapie die selbstregulatorische Aktivität des Organismus stimulieren soll. Die Arznei wird nicht gegen die Symptome (= Allopathie) gegeben, sondern nach dem Ähnlichkeits- oder Simile-Prinzip. Weitere Grundprinzipien sind die Form der Herstellung der Arzneien (Dosierungslehre, Potenzierung) sowie die Arzneimittelprüfung am Gesunden. Die Homöopathie gehört nach dem deutschen Arzneimittelgesetz zu den besonderen Therapierichtungen.

Grundprinzipien der Homöopathie

Simile-Prinzip

- Beschreibung der Simile-Regel (Ähnlichkeitsprinzip): *Similia similibus curentur* (Ähnliches möge durch Ähnliches behandelt/ geheilt werden)
- Vergleich Arzneimittelbild – Krankheitsbild
- Krankheitsbild als Gesamtheit aller Symptome (die für die Krankheit pathognomonischen Symptome wie auch die individuellen Symptome)

Dosierungslehre

- Pflanzen, Tiere und Minerale als Ausgangsstoffe homöopathischer Medikamente
- Darüber hinaus gibt es Sarkoden (aus menschlichen oder tierischen Organen/ Drüsen hergestellt) und Nosoden (aus pathologischem Material, z. B. Eiter, gewonnen)
- Prinzip der Wirkungssteigerung (Potenzierung/ Dynamisierung) durch definierte Verdünnungsprozesse
- Herstellung der Arzneien nach dem Homöopathischen Arzneimittelbuch (HAB):
  - Gewinnung der Urtinktur
  - Stufenweise Verdünnung (Verschüttelung oder Verreibung) mit den Trägersubstanzen Wasser-Alkohol-Gemisch oder Milchzucker zur Herstellung einzelner Potenzierungsstufen
- Unterschiedliche Potenzierungsverfahren:
  - Dezimal-Potenzierung zur Herstellung der D-Potenzen (1:10)
  - Centesimal-Potenzierung zur Herstellung der C-Potenzen (1:100)

  - LM-und Q Potenzen (1:50 000); Unterschiede zwischen LM- und Q-Potenzen liegen in der Wahl der Ausgangssubstanzen, der verwendeten Konzentration des Lösungsmittels Ethanol und z. B. der Größe der hergestellten Globuli, sowie deren Art der Verabreichung
- Potenzen unterhalb der Avogadroschen Zahl (6×10^{-23}), in denen theoretisch noch ein materielles Substrat der Ausgangssubstanz nachgewiesen werden kann, bezeichnet man als Tiefpotenzen. (bis D24 bzw. C12 oder Q5). Ab einer Potenz von D30 bzw. C30 oder Q6 spricht man von Hochpotenzen.
- Allgemeine Dosierungsrichtlinien:
  - Tiefpotenzen bei akuten Erkrankungen: häufige Gaben (beispielsweise mehrmals täglich), höhere Dosierung,
  - Hochpotenzen*:* seltene Gaben (beispielsweise wöchentlich, monatlich und noch größere Abstände), niedrigere Dosierung
- Darreichungsformen der Homöopathika als Lösungen (Dilutio), Milchzuckertabletten (Tabuletta), Milchzuckerverreibungen (Trituratio), Rohrzuckerkügelchen (Globuli) und Injektionen (Ampullen)

Arzneimittelprüfungen

- Arzneimittelprüfung jeder homöopathischen Arznei am Gesunden nach festgelegten Prüfrichtlinien (AMG-pflichtig) → Entwicklung des Arzneimittelbildes dieser Substanz
- Arzneimittellehre = Materia medica als Summe aller homöopathischen Arzneimittelbilder
- Repertorien als symptomorientierte Listen zur Auswahl der Arzneimittel
- Unterscheidung der Wirkungsrichtung homöopathischer Therapie in organatrope, funktiotrope und personotrope Wirkungen (konstitutionelle Behandlung)

Behandlungsverlauf

- Homöopathische Anamnese:
  - akute/ chronische Symptome

  - Leit- und Schlüsselsymptome
  - Lokalbefund
  - Allgemeinsymptome
  - Causa
  - Vollständigkeitsgebot
- Ablauf einer Fallaufnahme
- Arzneimittelfindung
- Hierarchisieren, Repertorisieren

Abgeleitete therapeutische Systeme

- Komplexmittelhomöopathie
- Isopathie
- Nosoden-Therapie
- Biochemie nach Schüssler
- Spagyrik
- Antihomöotoxische Medizin

Indikationen

Akute und chronische Krankheiten, sofern sie Selbstheilungsprozessen des Organismus zugänglich sind

Kontraindikationen (für alleinige homöopathische Therapie)

- Schwere bakterielle Erkrankungen
- Schwere organische Veränderungen bzw. Verlust der Regulationsfähigkeit des Organismus
- Akute lebensbedrohliche Erkrankungen
- Bösartige Tumoren
- Substitutionspflichtige Erkrankungen

- Geschlechtskrankheiten
- Tuberkulose
- Parasitosen
- Chirurgisch zu behandelnde Erkrankungen

Nebenwirkungen

- So genannte Erstverschlimmerung
- Auftreten unerwarteter neuer Symptome
- Allergische Reaktionen (im Potenzbereich unter D12)
- Toxische Reaktionen (bei tiefen Potenzen und Überdosierung)
- Auslösung phototoxischer Effekte
- Teratogene Effekte (bei niedrigen Potenzen)

Wissenschaft

Coulter MK, Dean ME, Gilbody S: Homoeopathy for attention deficit/hyperactivity disorder or hyperkinetic disorder. Cochrane Database Syst Rev. 2007; 4: CD005648.

Davidson JRT, Crawford C, Ives JA, Jonas WB: Homeopathic treatments in psychiatry. A systematic review of randomized placebo-controlled studies. J Clin Psych. 2011; 72 (6): 795–805.

Linde K, Clausius N, Ramirez G, Melchart D, Eitel F, Hedges LV, Jonas WB: Are the clinical effects of homeopathy placebo effects? A meta-analysis of placebo-controlled trials. Lancet 350 (9081), 1997: 834–843. Erratum in: Lancet. 1998; 351 (9097): 220.

Nuhn T, Ludtke R, Geraedts M: Placebo effect sizes in homeopathic compared to conventional drugs. A systematic review of randomised controlled trials. Homeopathy. 2010; 99 (1): 76–82.

Shang A, Huwiler-Müntener K, Nartey L, Jüni P, Dörig S, Sterne JA, Pewsner D, Egger M: Are the clinical effects of homoeopathy placebo effects? Comparative study of placebo-controlled trials of homoeopathy and allopathy. Lancet. 2005; 366 (9487): 726–732.

Neuraltherapie und therapeutische Lokalanästhesie

Geschichte

- 1884: Kokain wird von Sigmund Freud und Carl Koller als Lokalanästhetikum perioperativ erstmals bei einer Trigeminusneuralgie eingesetzt.
- 1892: Von Carl Ludwig Schleich werden multiple Injektionen von Lokalanästhetika bei rheumatischen Beschwerden verabreicht.
- Systematische Entwicklung ab 1925 durch die Brüder Ferdinand und Walter Huneke
- Wesentliche Indikationserweiterungen in den 1940er und 1950er Jahren (Beeinflussung innerer Erkrankungen); hier erstmals Procaininjektionen in so genannte Störfelder, z. B. Narben, als Auslöser des „Sekundenphänomens" (direkte Beseitigung eines chronischen Schmerzes an anderer Stelle)
- Weiterentwicklung der Neuraltherapie nach Huneke durch verschiedene Wissenschaftler bis in die 1990er Jahre
- In der heutigen Zeit Einsatz als Kassenleistung in vielen niedergelassenen Praxen und Kliniken

Definition

Neuraltherapie ist der diagnostisch-therapeutische Einsatz von Lokalanästhetika auf segmentaler und übersegmentaler Ebene. Sie ist eine Form der Regulationstherapie und Störfeldeliminierung mit dem Ziel, langfristig Schmerzen und funktionelle Störungen zu beseitigen.

Therapieformen und Wirkmechanismen

Injektionstechniken

- Intradermale Quaddel
- Subkutanes Infiltrieren
- Intravenöse und intraarterielle Injektion

Behandlungsmethoden in der Neuraltherapie

- Injektion eines Lokalanästhetikums (Procain oder Lidocain) an bestimmten Schmerz- oder Reflexpunkten; gleichzeitige Behandlung an verschiedenen Punkten möglich
- Procain wirkt nicht nur als Lokalanästhetikum, sondern auch antiinflammatorisch, antithrombotisch, immunstimulierend, perfusionssteigernd.
- Injektionen sollten mehrmals und in zeitlichen Abständen erfolgen, damit sie die beste Wirkung erzielen.
- Zeitliche Abstände je nach Abnahme der Beschwerden wählen.
- Therapeutische Ansätze:
  - Lokale Infiltration (am Ort des Schmerzes) und an so genannten Triggerpunkten
  - Segmenttherapie (Injektionen in segmental miteinander verschaltete Strukturen)
  - Störfeldbehandlung (Injektion in lokal andere neurovegetativ wirksame Irritationszentren)
  - Ganglien-Therapie (Injektion in übergeordnete neurovegetative Schaltzentren)
  - Intravenös (systemische Anwendung)

Grundbegriffe

- **Segmenttherapie** zur Behandlung von Organen über dem zugehörigen Segment (beispielsweise innere Organe), so genannte Head-Zonen
- **Störfeld** oder **Störherd**: Neurohumorales Reizzentrum, das durch unterschwellige Signale das Neurovegetativum dauerhaft beeinträchtigt; dadurch Beeinflussung physiologischer Regelkreise
  - **Sekundenphänomen**: Therapieeffekt durch Injektion an einem Störfeld – reproduzierbare Wirkung lokal entfernt am Körper (Effekt ≥ 20 Stunden)
  - Beispiele von Störfeldern oder Herden: Narben, kleine Fremdkörper, Transplantate, chronisch erkrankte Tonsillen oder Zähne
  - Für das Auffinden der Störfelder entscheidend: Anamnese, Palpation von Triggerpunkten, bildgebende Verfahren
- **Ganglien-Therapie**: Injektion an sympathischen Grenzsträngen, Nervenwurzeln, Gelenken und in die Tiefe der Körpergewebe

Wirkmechanismen

- Komplexe Effekte der Anästhetika über das ZNS, neuroprotektive Wirkung
- Wirkungen über die gesamte Zellmembran, nicht nur über Natrium-Ionen Kanal wie bei anderen Nervenzellen
- Antiinflammatorische Effekte: Hemmung der zellulären Synthese und Freilassung inflammatorischer Mediatoren (z. B. Zytokine, Histamine, Prostaglandine)
- Im Tierversuch: Erhöhung der Vasodilatation, antimikrobielle Effekte, sympathikolytische Wirkung
- In klinischen Studien z. B. Absenkung des Sympathikotonus nach Injektion
- Hypothese zur Wirkung der Neuraltherapie: Heilreiz durch das Lokalanästhetikum, der vom Gesamtvegetativum (neurohormonelles System) beantwortet wird

- Bisher liegen wichtige Ergebnisse zu den verschiedenen Wirkmechanismen aus der Grundlagenforschung, aber wenig klinische Evidenz im Rahmen von Studien vor.

Indikationen

- Chronische und akute Schmerzen und Schmerzzustände
    - als Folge von Entzündungsprozessen, z. B. Erkrankungen der Organe des Nasen-Rachen-Raumes, Erkrankungen der Lunge, Entzündungsprozesse der abdominalen Organe
    - Kopfbereich: Migräne, Kopfschmerzen, Trigeminusneuralgie
    - Myofasziale Schmerzen, viszerale Schmerzen und Phantomschmerzen
- Funktionelle Beschwerden (Colitis ulcerosa, Tinnitus)
- Tumorerkrankungen
- Perioperative Wundheilung
- Tonusstörungen der Muskulatur (Pseudoradikulärsyndrome, Parametropatliaspastika), Störungen des inneren Milieus (vegetative Dysregulationen, Hyperemesis gravidarum)

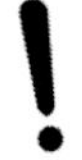

Vorsicht bei Injektionen im Thoraxraum. Keine Injektion von Lokalanästhetika in hirnwärts ziehende Gefäße oder in den Liquorraum. Kann zu Bewusstlosigkeit oder Herzstillstand führen.

Kontraindikationen

- Allergien gegen Lokalanästhetika
- Gerinnungsstörungen und Antikoagulanzientherapie (Kontraindikation für tiefe Injektionen)
- Schwere Infektionskrankheiten
- Akute chirurgische Erkrankungen
- Substitutionsbedürftige Erkrankungen

Wissenschaft

Fischer L, Pfister M: Wirksamkeit der Neuraltherapie bei überwiesenen Patienten mit therapieresistenten, chronischen Schmerzen, Schweiz Z Ganzheitsmed. 2007; 19 (1): 30–35.

Mermod J, Fischer L, Staub L, Busato A: Patient satisfaction of primary care for musculoskeletal diseases: a comparison between Neural Therapy and conventional medicine. BMC Complement Altern Med. 2008; 8: 33.

Schöllmann C: Neuraltherapie: Neue Therapieoptionen bei MS? Zwei Studien zeigen: Mindestens jeder zweite Patient mit Multipler Sklerose profitiert langfristig von der Behandlung. ÄN. 2006; 47 (2): 68–69.

Weinschenk S: Neural therapy – A review of the therapeutic use of local anesthetics. Acupunct Relat Ther (2012). http://dx.doi.org/10.1016/j.arthe.2012.12.004.

Traditionelle Chinesische Medizin (TCM) und Akupunktur

Geschichte

- Einzelne Methoden der TCM existieren seit mehr als 3000 Jahren in China und später in benachbarten asiatischen Staaten.
- Man nimmt an, dass die Akupunktur ihren Ursprung vor etwa 4000 Jahren hat, genaue Datierung ist unklar. Ausgrabungsfunde von spitzen Gegenständen, z. B. zur Drainage von Abszessen, könnten erste Hinweise sein.
- 300–100 v. Chr. (*Han*-Dynastie) erste schriftliche Hinweise auf Leitbahnen, Meridiane; Stimulation, Moxibustion, Zungen- und Pulsdiagnostik
- Geistesgeschichtliche Wurzeln in den naturphilosophischen Vorstellungen des Taoismus
- Betrachtungen des Wandels der Natur als Ausdruck der inneren Gesetzmäßigkeit der Natur
- Entwicklung über viele Epochen und Jahrhunderte hinweg zu einem Gesamtkonzept; energetische Medizin mit einem eigenen Diagnosesystem
- TCM setzt sich aus verschiedenen Verfahren zusammen: Akupunktur, Arzneimitteltherapie, Ernährungslehre, Tuina, Bewegungslehre.
- In China spielt die Arzneimitteltherapie der TCM eine große Rolle, in Europa die Akupunktur.

Definition

Die Traditionelle Chinesische Medizin ist ein mehr als 3000 Jahre altes ganzheitliches Therapiesystem, das auf der Grundlage der chinesischen Philosophie und Religion des Daoismus (Lehre des Wegs) beruht. TCM ist eine energetische Medizin mit eigenen Diagnose- und Therapieverfahren. Grundbegriffe der Lehre sind die beiden Pole *Yin* und *Yang*, die Lebensenergie *Qi* und die Lehre der fünf Elemente (Wandlungsphasen).

Grundprinzipien der TCM

Yin und *Yang*

Yin und *Yang* sind polare Kräfte der schöpferischen Urkraft, in deren Spannungsfeld alle Dinge und alle Lebensvorgänge stehen, auch der Mensch (*Yin* = Schattenseite, *Yang* = Sonnenseite).

Qi

Die Lebensenergie *Qi* ist die Lebenskraft der Natur, die allem Lebendigen innewohnt. *Qi* ist eine ständig im Fluss befindliche Energie, die den gesamten menschlichen Körper durchdringt.

Wandlungsphasen

- System zur Kategorisierung phasisch ablaufender Vorgänge, auch Lehre der fünf Elemente genannt; die fünf Elemente sind Holz, Feuer, Erde Metall und Wasser.
- Zusammenspiel der fünf Elemente/ Phasen zu gegenseitiger Förderung und Kontrolle
- Entsprechungen der fünf Elemente/ Phasen auf verschiedenen Ebenen (Funktionskreisen), z. B. im Bereich der inneren Organe, der Hohlorgane, der Sinnesorgane, des Gefühls, der geistigen Ebene, der klimatischen Faktoren

Pathogenese

- Pathogenetische Vorstellungen der chinesischen Medizin: Krankheitsursachen der meisten Erkrankungen beruhen auf Störungen im harmonischen Fließen der Lebensenergie *Qi* → Folgen sind Fülle oder Schwäche der Lebensenergie in den Organsystemen und Meridianen oder eine Stagnation bzw. Blockade der *Qi*-Energie in den Meridianen.

- Pathogenetische Faktoren bei der Krankheitsentstehung im wesentlichen klimatische Ursachen, innere emotionale Faktoren, falsche Ernährung und ansteckende Erkrankungen

Diagnostik

- Diagnostik in mehreren Schritten:
  - Allgemeine Inspektion und Anamnese
  - Zuhören und Riechen (Auskultation)
  - Palpation des Körpers, Akupunkturpunkte (Pulsdiagnostik)
  - Inspektion des Körpers (Zungendiagnostik)
  - Erstellen eines TCM-Syndrombildes
- Einordnung der individuellen Symptome und Krankheitsbefunde in polare Kategorien entsprechend der *Yin-Yang*-Polarität und der fünf Elemente/ Wandlungsphasen
- Diagnosesystem *Ba Gang* bietet vier Gegensatzpaare:
  - *Yin* und *Yang*
  - Innen und außen
  - Schwäche und Fülle
  - Kälte und Hitze
- Ableitung von Syndromen im chinesischen Sinne als spezielle Störungsmuster, Unterscheidung in innere Störungen, äußere Erkrankungen, Schwächestörungen, Füllestörungen, Kälte- und Hitzestörungen

Akupunktur

Grundlagen und Definition

- Akupunktur ist eine der Behandlungsmethoden der Traditionellen Chinesischen Medizin, die in westlichen Ländern größere Bedeutung erlangt hat.
- Zusammenfassung energetisch oder organisch zusammengehöriger Akupunkturpunkte auf den Meridianen an der Körperoberfläche

- Wahl der Nadeln (dick, dünn) und Einstichtiefe entscheidend, in der Regel Einmalnadeln
- Durchführung einer Akupunktur:
  - Dauer, Behandlungsabstand, Behandlungsserie
  - Anwendungsweise (*De-Qi*-Gefühl), Stimulationstechnik
- Neuere Entwicklungen neben der klassischen Akupunktur:
  - Schädelakupunktur
  - Ohrakupunktur
  - Elektroakupunktur (EAV)
  - Laser-Akupunktur
  - Dauernadeln

Grundprinzipien der Akupunktur

Meridiane

- Meridiane als definierte Bahnen des besonders dichten Energieflusses
  - Zwölf Hauptleitbahnen (*jing mo*); drei Energiekreisläufe
  - Zwei unpaarige Leitbahnen in der vorderen und hinteren Mittellinie
  - Zwölf Leitbahnzweige (*jing bie*)
  - Acht unpaarige Leitbahnen (*ji jing ba mo*)
  - 15 Netzleitbahnen (*luo mo*)
  - Netzbahnzweige, Netzbahnen der 3. Generation, zwölf Muskelleitbahnen, Hautregionen
- Unterschiedliche Zuordnung der Meridiane zu Organen bzw. Organsystemen
- Akupunkturpunkte als diejenigen Punkte auf den Meridianen, an denen *Qi* besondere Intensität erlangt
- Ordnung der Akupunkturpunkte nach ihrer Wirkung bzw. Funktion (z. B. Zustimmungspunkte, Kardinalpunkte, Tonisierungspunkte, Sedierungspunkte, Meisterpunkte)

Weitere therapeutische Verfahren der TCM

- Moxibustion: Abbrennen der getrockneten Blätter des Beifußkrautes (*Artemesia vulgaris*), Erwärmung an definierten Akupunkturpunkten (soll freien Fluss von *Qi* und Blut ermöglichen)
- Arzneimitteltherapie (individuell zusammengestellt)
  - Heilkräuter
  - Mineralien
  - Tierische Bestandteile
- Chinesische Massagen
  - Akupressur (Stimulation der Akupunkturpunkte durch Druck)
  - Tuina (ca. 300 Grifftechniken)
- Chinesische Bewegungstherapien
  - Qigong-Übungen zur Lenkung und Harmonisierung von *Qi*
  - Tai-Chi („Schattenboxen") als kombinierte meditative Bewegungs- und Atemübungen
- Ernährungstherapie (TCM-Diätetik) nach den Prinzipien der fünf Wandlungsphasen und des übergeordneten Prinzips von *Yin* und *Yang*

Indikationen

- Erkrankungen des Bewegungsapparates
- Neurologische Erkrankungen
- Psychische und psychosomatische Störungen
- Suchterkrankungen (z. B. Raucherentwöhnung)
- Bronchiopulmonale Erkrankungen
- Herz-Kreislauferkrankungen
- Gastrointestinale Erkrankungen
- Gynäkologische/ urologische Erkrankungen und Störungen
- Hauterkrankungen
- Traumata, postoperative Beschwerden

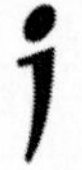

Für die Wirksamkeit der TCM bzw. einzelner Therapieverfahren der TCM bei vielen verschiedenen Indikationen liegen inzwischen wissenschaftliche Nachweise vor.

Kontraindikationen

Erkrankungen, die durch selbstregulative Prozesse des Organismus nicht behoben werden können

Wissenschaft zur TCM

Chen J, Yao Y, Chen H, Kwong JS, Chen J: Shengmai (a traditional Chinese herbal medicine) for heart failure. Cochrane Database Syst Rev. 2012; 11: CD005052.

Guo X, Zhou B, Nishimura T, Teramukai S, Fukushima M: Clinical effect of Qigong practice on essential hypertension. A meta-analysis of randomized controlled trials. J Altern Complement Med. 2008; 14 (1): 27–37.

Hall A, Maher C, Latimer J, Ferreira M: The effectiveness of Tai Chi for chronic musculoskeletal pain conditions. A systematic review and meta-analysis. Arthritis Care Res. 2009; 61 (6): 717–724.

Tan L, Tong Y, Sze SC, Xu M, Shi Y, Song XY, Zhang TT: Chinese herbal medicine for infertility with anovulation: A systematic review. J Altern Complement Med. 2012; 18 (12): 1087–1100.

Wang H, Song H, Yue J, Li J, Hou YB, Deng JL: Rheum officinale (a traditional Chinese medicine) for chronic kidney disease. Cochrane Database Syst Rev. 2012; 7: CD008000.

Wissenschaft zur Akupunktur

Cho SH, Lee H, Ernst E: Acupuncture for pain relief in labour. A systematic review and meta-analysis. BJOG. 2010; 117 (8): 907–920.
Coyle ME, Smith CA, Peat B.: Cephalic version by moxibustion for breech presentation. Cochrane Database Syst Rev. 2012; 5: CD003928.
Fu LM, Li JT, Wu WS: Randomized controlled trials of acupuncture for neck pain, Systematic review and meta-analysis. J Altern Complement Med. 2009; 15 (2): 133–145.
Langhorst J, Klose P, Musial F, Irnich D, Häuser W: Efficacy of acupuncture in fibromyalgia syndrome. A systematic review with a meta-analysis of controlled clinical trials. Rheumatol. 2010; 49 (4): 778-788.
Manheimer E, Cheng K, Wieland LS, Min LS, Shen X, Berman BM, Lao L: Acupuncture for treatment of irritable bowel syndrome. Cochrane Database Syst Rev. 2012; 5:CD005111.

Traditionelle Indische Medizin – Ayurveda

Geschichte

- Ayurveda ist eines der ältesten Medizinsysteme der Menschheit und von der WHO als medizinische Wissenschaft anerkannt.
- Erste textuelle Überlieferungen aus der vedischen Wissenskultur Nordindiens (2700–1500 v. Chr.)
- Grundlage sind drei zentrale Lehrwerke: *Caraka Samhita* (Innere Medizin), *Sushruta* (Chirurgie) und die erweiterte Synopsis *Astanga-Hridaya Samhita.*
- Erste Blütezeit des Ayurveda 100–800 n. Chr.
- Nach Kolonisation Südasiens durch die Briten im 19. Jh. Abnahme der Bedeutung durch Lehr- und Berufsverbote, Bevorzugung der westlichen Medizin
- Erneuter Bedeutungsgewinn durch indische Unabhängigkeitsbewegung Anfang des 20. Jh., Wiedereröffnung offizieller Lehrinstitute ab 1950
- Seit den 1980er Jahren wird Ayurveda in der westlichen Welt immer stärker, zunächst hauptsächlich im Wellness-Bereich, seit einigen Jahren auch verstärkt als seriöses Medizinsystem, wahrgenommen.

Grundlagen

- Ayurveda bedeutet in der Sanskrit-Sprache „Wissenschaft (*veda*) vom Leben (*ayus*)".
- Drei miteinander verwobene Ebenen des Seins: Körper, Geist und Seele
- Versteht sich als Medizinsystem und Lebensphilosophie zugleich: Mensch als Teil des Universums/ der Natur
- Gesundheit bedeutet Einklang von Körper, Geist und Seele. Krankheit bedeutet Ungleichgewicht.

Grundprinzipien

Tridosha-Theorie: *Vata, Pitta, Kapha*

Drei Funktionsprinzipien regeln und bestimmen alle Vorgänge im Organismus:

- *Vata*: kinetisches Prinzip
- *Pitta*: metabolisches Prinzip
- *Kapha*: anaboles Prinzip

Konstitutionslehre (*Prakrti*)

Die individuelle Konstitution eines Menschen ist festgelegt zum Zeitpunkt der Zeugung durch eine individuelle, ideale Balance von *Vata, Pitta* und *Kapha.* Zusätzlich wird der Mensch durch äußere Faktoren wie Ernährung, Verhalten, soziales Umfeld, Klima, Emotionen beeinflusst.

Ayurvedische Ätiopathogenese

Krankheitsentstehung:

- Infolge eines pathologischen Zusammenwirkens der drei Funktionsprinzipien mit den betroffenen Organen/ Gewebearten
- Durch die Einlagerung von von Exo- und Endotoxinen
- Durch Umwelteinflüsse

Diagnosemethoden

Untersucht werden u. a. acht Merkmale: Puls, Zunge, Stimme, Haut, Augen, allgemeines Erscheinungsbild, Urin, Stuhl; vielfach Einsatz der modernen schulmedizinischen Diagnostik

Therapeutischer Grundsatz

- Ungleichgewicht der drei *Doshas* erkennen und das individuelle Gleichgewicht wieder herstellen
- Verbesserung der allgemeinen Lebensführung, Ursachenvermeidung, Ausgleichen und Ausleiten

Therapieprinzipien

- Therapiekonzept:
  - Phytotherapie: individuell ausgewählt innerlich und äußerlich
  - Reinigende und ausleitende Verfahren (*Panchakarma*): Erbrechen, Einläufe, Öl- und Dampfbehandlungen
- Weitere Maßnahmen:
  - Verordnung von Ernährungsumstellung und Lebensstilmodifikation
  - Vermeidung kausaler Faktoren
  - Psychotherapie
  - Regenerative und roborierende Therapien/ Immunmodulation

Indikationen

- Stoffwechselerkrankungen: Diabetes mellitus, Fettstoffwechselstörungen, Hyperurikämie
- Atemwegserkrankungen: Bronchialasthma, chronische Bronchitis
- Herz- Kreislauferkrankungen: Bluthochdruck, Herzinsuffizienz
- Erkrankungen des Verdauungsapparates: M. Crohn, Colitis ulcerosa
- Erkrankungen des Bewegungsapparates: chronische Polyarthritis, Arthrose, chronische Schmerzsyndrome, Fibromyalgie-Syndrom
- Psychosomatische Erkrankungen: chronische Schmerzen, Verstimmungszustände, Depressionen, chronische Erschöpfungen

Kontraindikationen

Ja nach einzelnen Therapieverfahren unterschiedlich.

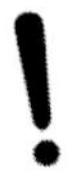

Vorsicht bei akuten entzündlichen Prozessen, Hauterkrankungen, Fieber sowie bei Akuterkrankungen, die z. B. chirurgische Erstversorgung erfordern.

Wissenschaft

Agarwal V, Abhijnhan A, Raviraj P: Ayurvedic medicine for schizophrenia (Review). Schizophr Bull. 2011; 37 (2): 248–249.

Shehzad A, Rehman G, Lee YS: Curcumin in inflammatory diseases. Biofactors. 2013; 39 (1): 69–77.

Sridharan K, Mohan R, Ramaratnam S, Panneerselvam D: Ayurvedic treatments for diabetes mellitus. Cochrane Database Syst Rev. 2011; 12: CD008288.

Traditionelle Indische Medizin – Yoga

Geschichte

- Ab 500 v. Chr. findet sich Yoga in den Lehrbüchern als bedeutender Bestandteil der indischen Philosophie.
- Um 400 v. Chr. Yoga-Praxis in indischen Schriften beschrieben; hier sind schon die wesentlichen Elemente des späteren Yoga-Systems zu finden.
- Ursprüngliches Ziel von Yoga war es, sich psychisch-spirituell zu befreien und dabei körperlich gesund zu bleiben.
- In Deutschland erste Yogaschulen Ende des 19. Jh.
- Seit Mitte des 20. Jh. zunehmende Verbreitung in der Bevölkerung, unterschiedliche Schulen
- Körperliche Übungen zum Zweck der Gesundheitsförderung stehen im Mittelpunkt des im Westen (Europa, Amerika) praktizierten Yogas. Das ursprüngliche religiös-spirituelle Bezugssystem ist meist nicht Ziel des hier praktizierten Yogas.

Definition

Sowohl Yoga als auch Ayurveda sind Teile des Systems der „vedischen Wissenschaften“ (Lehre des Lebens). Yoga beinhaltet körperliche Übungen, Atemtechniken, Konzentrationsübungen und Meditation – traditionelle Yogaformen auch ethische Handlungs- und Ernährungsrichtlinien. Das Wort Yoga bedeutet sowohl „Vereinigung“, „Integration“ als auch „Anschirren“, „Anspannen“ und versteht darunter die Vereinigung (das Einswerden) von Körper und Seele (das individuelle Selbst) mit dem Göttlichen (dem universellen Selbst).

Schulen des Yoga

- Raja Yoga (klassisch, spirituell ausgerichtet mit insgesamt acht Stufen zur Vervollkommnung: Konzentrations- und Atemübungen, Meditation)

- Hatha Yoga (*ha* = Sonne, *tha* = Mond), Sammelbegriff für körperlich ausgerichtete Yogaformen, am bekanntesten in der westlichen Welt; überwiegend körperliche Übungen, daneben Haltungs- und Atemschulung; wichtiger Bestandteil der Mind-Body-Medizin mit dem Ziel, Strategien zur Stressbewältigung zu vermitteln
- Iyengar Yoga, eine von B. K. S. Iyengar in den 1950er Jahren entwickelte Unterform des Hatha Yoga: spezielle Übungen mit Schulung der Körperhaltung für verschiedene internistische Erkrankungen und Beschwerden im Bewegungsapparat (Arthritis, Ischialgie u. a.); Hilfsmittel (Decken, Gurte) für korrekte Ausführung der Übungen; eine der sportlichsten Yoga-Varianten
- Variationen mit verschiedenen Schwerpunkten: Hormonyoga für Frauen (PMS, Klimakterium), Poweryoga (Fitness) usw.

Wirkungen

- Wirkungsweise wahrscheinlich zum Teil unspezifisch
- Zum Teil Wirkung wie andere körperliche Aktivitäten
- Konzentrative Selbstwahrnehmung wird geschult, Verbesserung der subjektiv wahrgenommenen Lebensqualität
- Modulation der Parasympathikus-Aktivität
- Blutdruck und Herzfrequenz abnehmend
- Stärkung des Immunsystems; ob daran eine direkte Zunahme von Immunzellen gekoppelt ist, ist wissenschaftlich noch nicht bewiesen.

Indikationen

- Rückenschmerzen, Gelenkschmerzen
- Rheumatoide Arthritis, Karpaltunnelsyndrom
- Kopfschmerzen/ Migräne
- Fibromyalgie
- Kardiovaskuläre Erkrankungen
- Supportiv bei Brustkrebs
- Stress, Angst, Depression

Kontraindikationen

- Akute Erkrankungen wie Herzinfarkt, fieberhafte Infektionen, schwere Gelenkentzündungen, Vergiftungen oder lebensgefährliche Blutungen
- Erkrankungen, die einen chirurgischen Eingriff erforderlich machen

Wissenschaft

Büssing A, Ostermann T, Lüdtke R, Michalsen A: Effects of yoga interventions on pain and pain-associated disability. A meta-analysis. J Pain. 2012; 13 (1): 1–9.

Buffart LM, Uffelen JG van, Riphagen II, Brug J, Mechelen W van, Brown WJ, Chinapaw MJ: Physical and psychosocial benefits of yoga in cancer patients and survivors. A systematic review and meta-analysis of randomized controlled trials. BMC Cancer. 2012; 12 (1): 559.

Cabral P, Meyer HB, Ames D: Effectiveness of yoga therapy as a complementary treatment for major psychiatric disorders. A meta-analysis. Prim Care Companion CNS Disord. 2011; 13 (4).

Cramer H, Lange S, Klose P, Paul A, Dobos G: Yoga for breast cancer patients and survivors. A systematic review and meta-analysis. BMC Cancer. 2012; 12 (1): 412.

Langhorst J, Klose P, Dobos GJ, Bernardy K, Häuser W: Efficacy and safety of meditative movement therapies in fibromyalgia syndrome. A systematic review and meta-analsis of randomized controlled trials. Rheumatol Int. 2013; 33 (1): 193–207.

Verwendete Literatur/ Lehrbücher (Auswahl)

Beer A-M, Adler M: Leitfaden Naturheilverfahren für die ärztliche Praxis, München: Urban & Fischer, Elsevier; 2012.

Heusser P: Anthroposophische Medizin und Wissenschaft, Beiträge zu einer integrativen medizinischen Anthropologie. Stuttgart: Schattauer; 2011.

Hildebrandt G: Chronobiologie und Chronomedizin, Biologische Rhythmen – Medizinische Konsequenzen. Stuttgart: Hippokrates; 1998.

Kraft K, Stange R: Lehrbuch Naturheilverfahren. Stuttgart: Hippokrates; 2010.

Melchart D, Brenke R, Dobos G, Gaisbauer M, Saller R: Naturheilverfahren, Leitfaden für die ärztliche Aus-, Fort- und Weiterbildung. Stuttgart, New York: Schattauer; 2002.

Schmiedel V, Augustin M: Handbuch Naturheilkunde, Methoden – Anwendung – Selbstbehandlung. Heidelberg: Haug; 1997.

Teut M, Dahler J, Lucae C, Koch U: Kursbuch Homöopathie, München: Urban & Fischer, Elsevier; 2008.

Volger E, Brinkhaus B: Kursbuch Naturheilverfahren für die ärztliche Weiterbildung, München: Urban & Fischer, Elsevier; 2013.

Weinschenk S: Handbuch Neuraltherapie. München: Elsevier; 2010.

Die CD-ROM

Die beigefügte CD-ROM enthält alle vorliegenden Vorträge im pdf-Format (Acrobat Reader). Die Foliensammlung kann somit genauso genutzt werden wie eine mit PowerPoint (Microsoft Office) erstellte Bildschirmpräsentation. Um die Bildschirmvorführung zu wählen, wählt man nach dem Öffnen der Datei im Acrobat Reader die Tastenkombination *Strg + l.*

Für den Inhalt der Folien sind die jeweiligen Autorinnen und Autoren verantwortlich. Der Inhalt des Curriculums wurde ursprünglich von Dr. Birgit Steuernagel (Abteilung für Allgemeinmedizin an der Medizinischen Hochschule Hannover) entwickelt und für die vorliegende Auflage von Dr. Beate Stock-Schröer (Karl und Veronica Carstens-Stiftung, Essen) aktualisiert.

Autorinnen und Autoren der Folien

Priv.-Doz. Dr. S. Baumgartner, Fakultät für Gesundheit, Universität Witten/Herdecke und Institut für Komplementärmedizin IKOM, Universität Bern (Schweiz): *Zum aktuellen Stand der experimentellen homöopathischen Grundlagenforschung; Anthroposophische Medizin – Misteltherapie*

Prof. Dr. A.-M. Beer M. Sc., Abteilung für Naturheilkunde, Klinik Blankenstein, Hattingen und Lehrbereich Naturheilkunde und Gesundheitsprävention (Abt. Allgemeinmedizin), Ruhr-Universität Bochum: *Ausleitende- und umstimmende Verfahren, Balneo-, Klima-, Elektro- und Phototherapie*

Priv.-Doz. Dr. R. Brenke, Facharzt für Innere Medizin, Bad Ems:
Bewegungstherapie, Massage

Prof. Dr. B. Brinkhaus, Charité Hochschulambulanz für Naturheilkunde, Berlin: *TCM und Akupunktur*

Dr. A. Buchinger, Klinik Dr. Otto Buchinger, Bad Pyrmont: *Fastentherapie*

Prof. Dr. Th. Doering, Deutsche Klinik für Integrative Medizin und Naturheilverfahren, Bad Elster: *Hydro-/Thermotherapie*

Dr. M. Frei-Erb, Institut für Komplementärmedizin IKOM, Universität Bern (Schweiz): *Homöopathie*

Prof. Dr. P. Heusser, Dr. F. Edelhäuser, Dr. Ch. Scheffer, Fakultät für Gesundheit (Department für Humanmedizin), Lehrstuhl für Medizintheorie, Integrative und Anthroposophische Medizin, Universität Witten/Herdecke: *Anthroposophische Medizin*

Dr. Ch. Keßler, Immanuel Krankenhaus – Abteilung Naturheilkunde und Charité Hochschulambulanz für Naturheilkunde, Berlin: *Ayurveda im 21. Jahrhundert – Sinnvoller Ansatz für die westliche Welt?*

Prof. Dr. K. Kraft, Lehrstuhl für Naturheilkunde, Universität Rostock: *Allgemeine Phytotherapie und Phytotherapie bei Herz-Kreislauferkrankungen; Phytotherapie bei Hautkrankheiten; Phytotherapie bei Erkältungskrankheiten und bei pulmonalen Erkrankungen; Phytotherapie bei Erkrankungen im Kindesalter*

Dr. A. Paul, Abteilung für Naturheilkunde und Integrative Medizin, Kliniken Essen-Mitte und Lehrstuhl für Naturheilkunde und Integrative Medizin, Universität Duisburg-Essen: *Ordnungstherapie*

Dr. J. Steinhäuser, Abteilung Allgemeinmedizin und Versorgungsforschung, Universitätsklinikum Heidelberg: *Manuelle Medizin*

Dr. S. Weinschenk, Ambulanz für Naturheilkunde und Integrative Medizin, Universitätsklinikum Heidelberg: *Neuraltherapie*

Danksagung

Die einmalige Foliensammlung verdankt die Carstens-Stiftung allen Autorinnen und Autoren, die für dieses Buch ihre Folien aus ihrem Fachgebiet zur Verfügung gestellt haben. Diese zusätzlichen Materialien sind eine hervorragende Grundlage für die Konzipierung der eigenen Vorträge zu den jeweiligen Therapien und dienen als anschauliche Ergänzung zum Curriculum.

Vielen Dank an alle für ihre Mühen und die Bereitschaft, an diesem Sammelwerk mitzuwirken.

Darüber hinaus gilt ein ganz besonderer Dank den folgenden Kolleginnen und Kollegen, die bei der Überarbeitung des Curriculums mit Rat und Expertise für das jeweilige Fachgebiet mitgewirkt haben: Frau Professor Karin Kraft, Herr Priv.-Doz. Stephan Baumgartner, Herr Dr. Holger Cramer, Herr Dr. Friedrich Edelhäuser, Herr Professor Peter Heusser, Herr Dr. Christian Keßler, Frau Dr. Anna Paul, Herr Dr. Jost Steinhäuser, Herr Dr. Stefan Weinschenk und Herr Dr. Johannes Weinzierl.

Lehrbeispiel Klassische Homöopathie

Martin Frei-Erb, Klaus von Ammon

1. Politisches Umfeld

In der Schweizer Bevölkerung besteht traditionell eine große Akzeptanz gegenüber der Komplementär- und Alternativmedizin. Die fünfjährlich stattfindenden Schweizerischen Gesundheitsbefragungen[1, 2] zeigen regelmäßig, dass ein Drittel der Bevölkerung über 15 Jahren komplementär- und alternativmedizinische Behandlungsverfahren in Anspruch nimmt. Ausdruck dieser Offenheit ist die deutliche Annahme der Volksinitiative „Ja zur Komplementärmedizin" im Mai 2009 durch 67 % der Abstimmenden, womit die Schweizer Verfassung durch einen Artikel ergänzt wurde, der besagt, dass Bund und Kantone im Rahmen ihrer Zuständigkeiten für die Berücksichtigung der Komplementärmedizin sorgen müssen. Eine der fünf Kernforderungen dieser Initiative ist die Integration der Komplementärmedizin in die universitäre Lehre und Forschung. Der Verband Schweizer Medizinstudierender hat dazu ein Positionspapier verfasst, das Wissen über komplementärmedizinische Verfahren als sinnvoll erachtet, aber eine Ausbildung in komplementärmedizinischen Methoden für alle Studierenden der Humanmedizin ablehnt. Zudem sollten die Vorlesungslektionen nicht zulasten anderer Fachgebiete eingeführt werden.

Wie alle anderen Fächer ist also auch die Komplementärmedizin in der universitären Lehre in ein komplexes System eingebunden (Abb. 1).

---

[1] Schweizerische Gesundheitsbefragung 2007, CD Nr. 213-0705-01, Bundesamt für Statisitik; 2/2009.

[2] Crivelli, Ferrari, Limoni (1997; 2002).

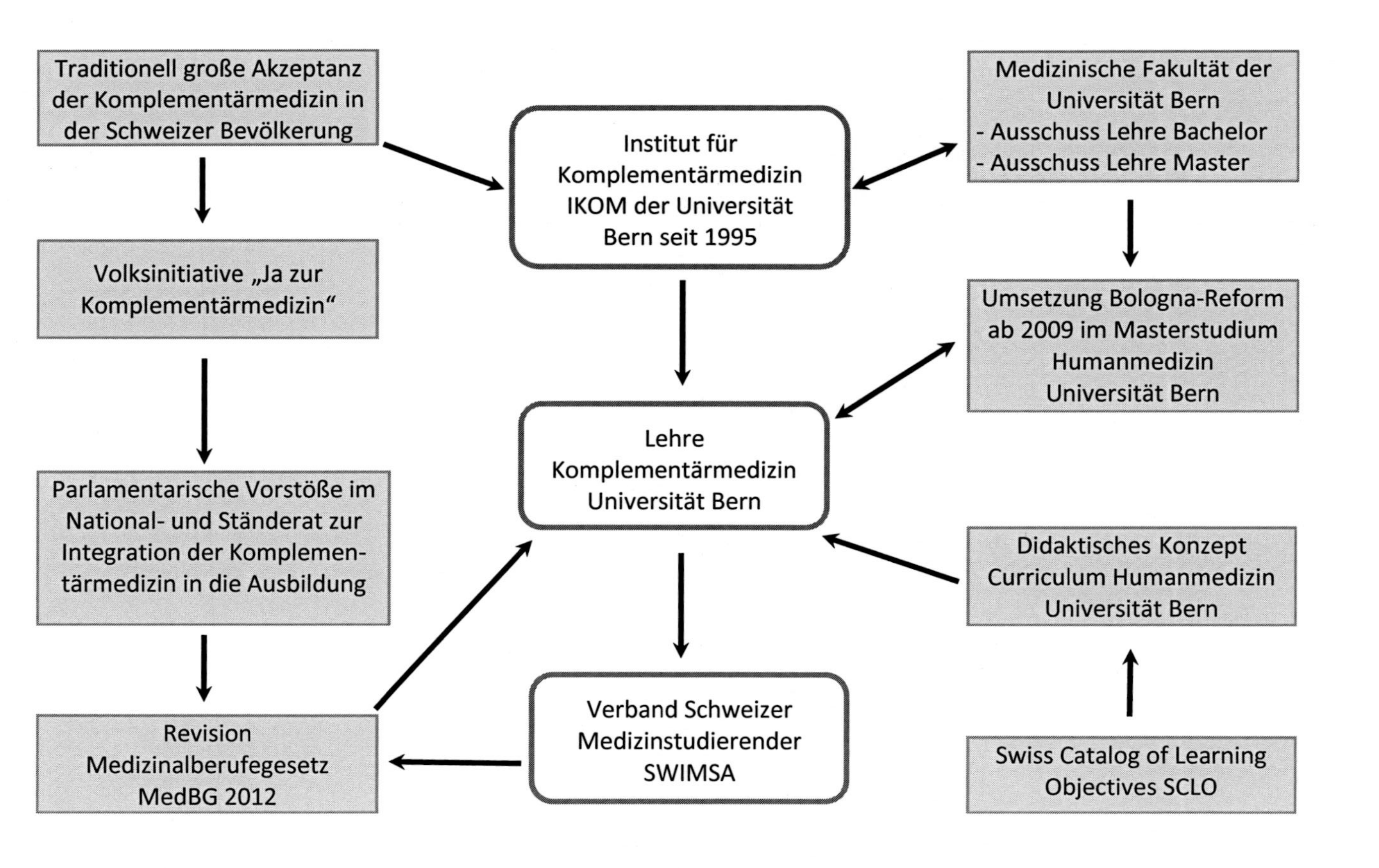

Abb. 1: Lehre Komplementärmedizin im universitären und politischen Umfeld

2. Komplementärmedizin an der Universität Bern

Das Institut für Komplementärmedizin IKOM (früher: Kollegiale Instanz für Komplementärmedizin KIKOM) entstand aufgrund einer Volksinitiative im Kanton Bern, die 1992 angesichts der großen Nachfrage in der Bevölkerung nach komplementären ärztlichen Behandlungsmethoden einen Lehrstuhl für Naturheilverfahren an der Universität forderte. Nach Verhandlungen zwischen der Medizinischen Fakultät, der kantonalen Erziehungsdirektion und dem Initiativkomitee wurde dem Begehren durch den Regierungsrat Ende 1993 entsprochen und die Finanzierung genehmigt. 1994 wurde durch die Medizinische Fakultät das Berufungsverfahren für die Dozenten eingeleitet und im Juni 1995 die KIKOM (heutiges IKOM) mit Gastrecht auf dem Areal des Inselspitals Bern (Universitätsklinik) eingerichtet.

Die geschaffene Stelle im Rang einer außerordentlichen Professur wurde dabei zu je 25 % auf vier Dozenten (ohne Professorentitel) aufgeteilt, entsprechend den vier häufigsten komplementärmedizinischen Methoden bei praktizierenden Ärzten im Kanton Bern: Klassische Homöopathie, Traditionelle Chinesische Medizin/ Akupunktur, Anthroposophische Medizin und Neuraltherapie. Pro Fachrichtung steht je eine 50 % Assistenzstelle zur Verfügung, die mit wissenschaftlichen Mitarbeitenden oder Assistenzärzten besetzt werden kann. Weitere Stellen müssen mit Drittmitteln finanziert werden. Das Sekretariat ist mit zwei Vollstellen dotiert.

Die Aufgabenbereiche des IKOM sind neben der Lehre in der Ausbildung der Medizinstudierenden und der Beteiligung an Fort- und Weiterbildungen am Universitätsspital Bern und anderen Kliniken die Forschung in allen vier Fachrichtungen. Ergänzt wird dies durch Konsiliartätigkeit für stationäre Patienten im Universitätsspital und zugewiesene ambulante Patienten.

3. Das Medizinstudium an der Universität Bern[1]

Das Medizinstudium der Fachrichtung Humanmedizin ist eine strukturierte universitäre Ausbildung von sechs Jahren, die in der Schweiz an den Universitäten Basel, Bern, Lausanne, Genf und Zürich angeboten wird. Geregelt wird diese Ausbildung durch verschiedene Gesetze und Verordnungen. Die Lehrinhalte basieren auf dem Swiss Catalogue of Learning Objectives SCLO[2], wobei die Art und Weise der Umsetzung und Organisation der Studiengänge den Medizinischen Fakultäten obliegt.

Das Curriculum der Medizinischen Fakultät Bern lehnt sich stark an das didaktische *SPICES*-Modell an, welches an der Universität Dundee (UK) entwickelt wurde:[3]

***SPICES*-Modell**[4]	**Berner Curriculum**
S = *Student-Centred Teaching*	Selbststudium, PBL, Konzepte
P = *Problem-Based Learning*	Fallprobleme, *clinical skills*
I = *Integrated Curriculum*	interdisziplinär, fachübergreifend
C = *Community-Based Teaching*	Hausarztmedizin
E = *Electives*	Wahlpraktika
S = *Systematic Methods*	Strukturierung der Ausbildungs- und Lernziele

Ein weiteres didaktisches Element des Studiengangs ist das Spiralcurriculum: Die Inhalte werden über die verschiedenen Studienjahre wiederkehrend und stufengerecht horizontal und vertikal vertieft und verknüpft.

Im Bachelorstudium wurden die früheren systematischen, organspezifischen Vorlesungszyklen durch fächerübergreifende Themenblöcke ersetzt. Als Unterrichtsformen werden Konzeptvorlesungen, Gruppenarbeit (Tutorien), praktische Kurse und Wahlveranstaltungen eingesetzt. Die organisierte strukturierte Unterrichtszeit beträgt 20–25 Stunden pro Woche,

---

[1] http://studmed.unibe.ch/studium.

[2] Swiss Catalogue of Learning Objectives for Undergraduate Medical Training. 2008. Available on www.smifk.ch.

[3] Siehe auch Beitrag von Lieferscheidt et al. in diesem Buch.

[4] Harden et al (1984).

damit den Studierenden genügend Zeit für das im problembasierten Unterricht sehr wichtige Selbststudium zur Verfügung steht. Unterrichtshilfen sind im Internet aufgeschaltete Selbsttestfragen, von Dozierenden betreute Frageforen, Fachsprechstunden, Wochenrückblicke und Themenblocksynthesen.

Im Zentrum des Masterstudiums steht die klinisch-praktische Arbeit an Patientinnen und Patienten im Spital oder bei praktizierenden Ärzten. In einem Einführungskurs „Praktikum" (EKP) von 14 Wochen werden die Studierenden auf die klinischen Praktika vorbereitet. Während der anschließenden Fachpraktika verfassen alle Studierenden eine Masterarbeit. Die Schlusskurse 1 und 2 (SK 1 und SK 2) von je 14 Wochen Dauer dienen der Vorbereitung für die verschiedenen Teile des Abschlussexamens (eidgenössische Prüfung). Zwischen diesen Vorlesungskursen organisieren sich die Studierenden ihr Wahlstudienjahr selbstständig. Nach Abschluss der eidgenössischen Prüfung wird ein eidgenössisches Diplom in Humanmedizin verliehen. Das fakultäre Studium wird mit einem Master of Medicine (M Med) abgeschlossen.

4. Lehre der Komplementärmedizin an der Universität Bern

Vor diesem Hintergrund hat sich 2009 die Möglichkeit ergeben, die bisherigen Lehrveranstaltungen des IKOM zu überprüfen und zu erweitern. Im Grundstudium wurden sieben Wahlpraktika angeboten, die von 12–50 Studierenden (von 180 Medizinstudierenden pro Studienjahr) besucht werden konnten. Eine Vorlesung fand einzig im Schlusskurs 1 statt. Diese war fakultativ und dementsprechend schlecht besucht.

Basierend auf dem Konsens, dass alle Studierenden der Humanmedizin an der Universität Bern Kenntnisse zu den vier am IKOM vertretenen komplementärmedizinischen Fachrichtungen erwerben sollen, hat eine IKOM-interne Arbeitsgruppe in Zusammenarbeit mit dem Vize-Dekan Lehre der Medizinischen Fakultät ein Konzept „Lehre Komplementärmedizin im Studium Humanmedizin" entwickelt.

Inhaltlich orientiert sich die Vermittlung der Lerninhalte am Schweizerischen Medizinalberufegesetz MedBG, dem Handbuch des Bundesamtes für Gesundheit BAG[5] und den Kriterien der evidenzbasierten Medizin[6]. Da im Schweizer Lernzielkatalog SCLO der Begriff Komplementärmedizin fehlt, wurden die beiden folgenden globalen Lernziele formuliert:

Lernziel 1:
Studierende verfügen über Kenntnisse, die sie benötigen, wenn sie in der Patientenbetreuung mit komplementärmedizinischen Methoden konfrontiert sind, zum Beispiel in der Beratung von Patienten, die eine komplementärmedizinische Behandlung wünschen.

Lernziel 2:
Studierende verfügen über Kenntnisse, sich selbstständig auf einer wissenschaftlichen Basis an Diskussionen und Meinungsbildung über komplementärmedizinische Methoden zu beteiligen.

Abbildung 2 und die anschließende tabellarische Übersicht zeigen die Lehrveranstaltungen des IKOM gemäß dem neuen Konzept: Die Wahlpraktika wurden unverändert beibehalten. Mit Beginn im dritten Studienjahr findet in jedem Vorlesungsblock eine Lehrveranstaltung des IKOM statt. Diese ist obligatorisch oder prüfungsrelevant, d. h. in der Jahresabschlussprüfung werden zwei bis drei Multiple Choice-Fragen zu den Vorlesungsinhalten gestellt. Ergänzend wird im Schlusskurs 2 ein fakultatives Praktikum angeboten. In Zusammenarbeit mit einem habilitierten Fakultätskollegen betreuen alle Fachrichtungen des IKOM Studierende bei ihren Masterarbeiten, die teilweise als Dissertation nach dem Studium weitergeführt werden können.

---

[5] Heusser (2001).
[6] Sackett et al. (1996).

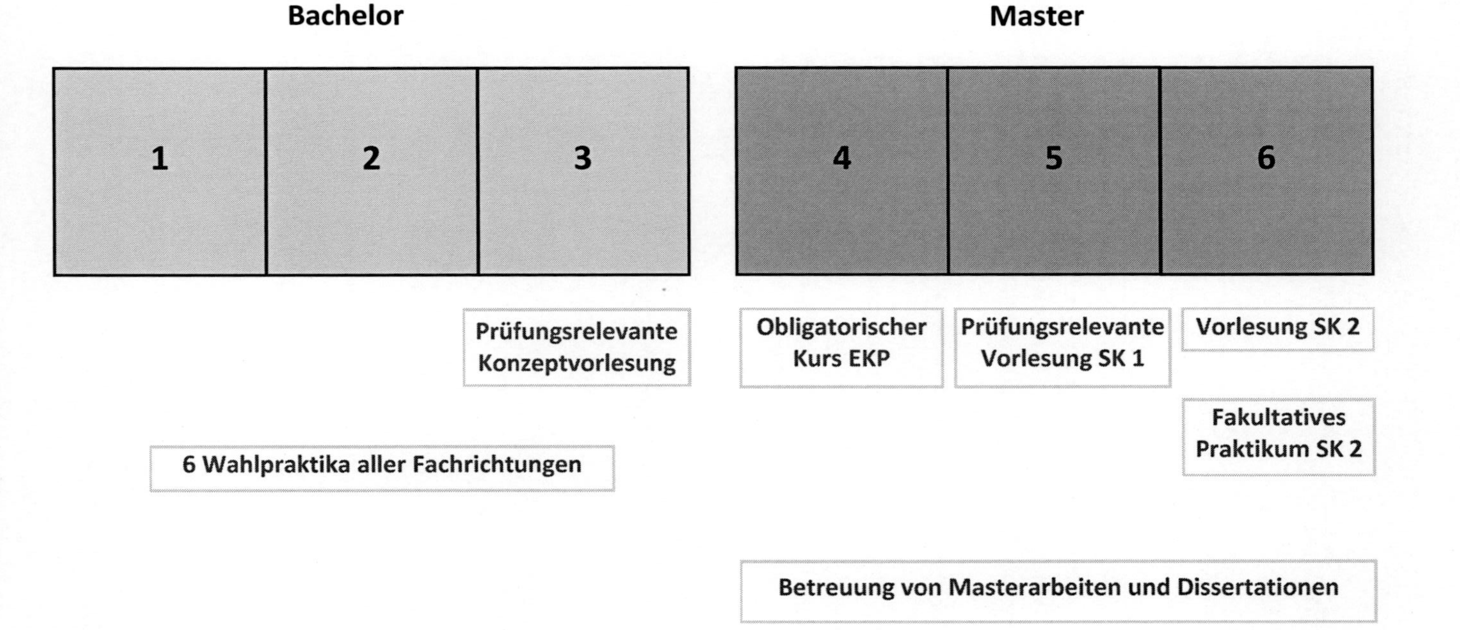

Abb.2: Komplementärmedizin im Studium Humanmedizin der Universität Bern seit 2009/2010

Übersicht Lehre IKOM – Bachelorstudium		
Studienjahr	**Lehrveranstaltung**	**Anzahl Studierende**
1	**Wahlpraktikum**: Das Skelett als Kunstwerk: Künstlerisches Erleben und Plastizieren anatomischer Formen – 16 Stunden	12
	Wahlpraktikum: Traditionelle Chinesische Medizin TCM im Spiegel moderner Forschung – 40 Stunden	20
2	**Wahlpraktikum**: Das Skelett als Kunstwerk: Künstlerisches Erleben und Plastizieren anatomischer Formen – 16 Stunden	12
	Wahlpraktikum: Traditionelle Chinesische Medizin TCM im Spiegel moderner Forschung – 40 Stunden	20
	Wahlpraktikum: Homöopathisch potenzierte Substanzen: Placebos oder wirksam? – 40 Stunden	12
3	**Prüfungsrelevante Konzeptvorlesung**: Einführung in die vier Methoden – drei Lektionen IKOM/ eine Lektion Institut für Sozial- und Präventivmedizin ISPM	alle
	Wahlpraktikum: Einblick in die komplementärmedizinische Praxis – 24 Stunden	28

Übersicht Lehre IKOM – Masterstudium		
Studienjahr	**Lehrveranstaltung**	**Anzahl Studierende**
4	**Obligatorischer Kurs EKP**: Handfestes aus der Komplementärmedizin – 2 Stunden	alle
5	**Prüfungsrelevante Vorlesung SK 1:** Interdisziplinäre Fallvorstellung – 4 Lektionen	alle
6	**Vorlesung SK 2**: Fallkonferenz Komplementärmedizin – 2 Lektionen	alle
	Fakultatives Praktikum SK 2: „Frau Doktor, haben Sie nicht etwas Homöopathisches?“ – Fallbesprechungen aus der Hausarztmedizin, ergänzt durch Klassische Homöopathie – 4 Stunden (in Planung)	12

5. Lehrbeispiele Klassische Homöopathie

Wahlpraktikum „Homöopathisch potenzierte Substanzen: Placebos oder wirksam?"

Am Wahlpraktikum „Homöopathisch potenzierte Substanzen: Placebos oder wirksam?", das eine Zusammenarbeit der Anthroposophisch Erweiterten Medizin, der Klassischen Homöopathie und dem Team der Grundlagenforschung zu homöopathisch potenzierten Substanzen ist, können sich maximal zwölf Studierende aus dem zweiten Studienjahr beteiligen. Der Zeitaufwand für die Studierenden beträgt ungefähr 40 Stunden, davon die Hälfte als Präsenzzeit. Kursziele, Erfolgskriterien und die verwendete Studienliteratur finden sich im Anhang 1 (S. 197).

Bei den ersten beiden Gruppentreffen erhalten die Teilnehmenden eine kurze Einführung in die Konzepte der Anthroposophisch Erweiterten Medizin, der Klassischen Homöopathie und der evidenzbasierten Medizin sowie in das Design und die Bewertung von Studien. Als Vorbereitung auf die weiteren Gruppentreffen organisieren sich die Studierenden in Zweiergruppen und wählen je eine oder zwei der Studien zur Bearbeitung gemäß den Anforderungen aus. Die Präsentation erfolgt in einem Kurzvortrag von 10–15 Minuten, die anschließende Diskussion wird durch die IKOM-Mitarbeiter geleitet. Ein zusätzliches Gruppentreffen findet in einem pharmazeutischen Betrieb statt, der homöopathisch potenzierte Arzneimittel herstellt. Die Studierenden potenzieren selber Arnica C20 bis C30 und nehmen an einer C2-Verreibung teil. Für die Schlussveranstaltung organisieren sich die Teilnehmer in Vierergruppen und erstellen ein Poster, das Argumente pro und contra Wirkung homöopathisch potenzierter Substanzen sowie eine persönliche Schlussfolgerung der Gruppe beinhaltet. Diese Poster werden zusätzlich beim jährlich stattfindenden Wahlpraktikum-Symposium des zweiten Studienjahres ausgestellt.

Konzeptvorlesung „Klassische Homöopathie“

Die prüfungsrelevante Konzeptvorlesung des IKOM im Frühlingssemester des dritten Studienjahres ist für die meisten Studierenden der erste Kontakt mit der Komplementärmedizin. Die Lehrveranstaltung umfasst drei Lektionen und besteht inhaltlich aus einer allgemeinen Einführung in die Komplementärmedizin gefolgt von den Einführungen in die vier am IKOM vertretenen Fachrichtungen.

Gemäß dem didaktischen Konzept des Berner Curriculums dienen Konzeptvorlesungen dazu, einführende Informationen zu einem Thema zu vermitteln, die in den nachfolgenden Tutorien anhand von fächerübergreifenden Fallbeispielen von den Studierenden unter Verwendung verschiedener Lehrbücher vertieft werden. Aufgrund fehlender Ressourcen ist das IKOM nicht an diesen sehr zeit- und personalaufwändigen Tutorien beteiligt, sodass keine vertiefende Wissensvermittlung möglich ist. Um den Studierenden dennoch ausreichende Informationen zu den Grundlagen der komplementärmedizinischen Methoden vermitteln zu können, erhalten diese ein Skript elektronisch aufgeschaltet. In der Vorlesung selber wird auf die wichtigsten Aspekte vertieft eingegangen. Im Anhang 2 (S. 201) findet sich das Skript zur Klassischen Homöopathie.

Wahlpraktikum „Einblick in die komplementärmedizinische Praxis“

Um einem Teil der Studierenden im dritten Studienjahr einen vertieften Einblick zu ermöglichen, bietet das IKOM ein Wahlpraktikum für maximal 28 Teilnehmende an, das unmittelbar nach der Konzeptvorlesung beginnt. Lernziele sind das Kennenlernen der Denkweise regulativer Prozesse als Grundlage der Komplementärmedizin und ein Einblick in die praktische Anwendung im Praxisalltag. Zur Vorbereitung werden den Studierenden die folgenden Arbeiten elektronisch aufgeschaltet:

- Déglon-Fischer A, Barth J, Ausfeld-Hafter B: Komplementärmedizin in Schweizer Praxen der Grundversorgung. Forschende Komplementärmedizin. 2009; 16 (4): 251–255.

- Klein SD, Frei-Erb M, Wolf U: Usage of complementary medicine across Switzerland – Results of the Swiss Health Survey 2007. Swiss Med Weekly. 2012; 142: 1–6.
- Studer H-P, Busato A: Ist ärztliche Komplementärmedizin wirtschaftlich? Schweizerische Ärztezeitung. 2010; 91: 18: 707–711.

In einer Einführungsveranstaltung von zwei Lektionen diskutieren die Studierenden in Kleingruppen während zehn Minuten folgende Fragen:

- Was verstehen Sie unter Komplementärmedizin – Definition?
- Warum wählen PatientInnen die Komplementärmedizin? Welche Patientengruppen wählen Komplementärmedizin?
- Wer bietet Komplementärmedizin in der Schweiz an?
- Ist Integration der Komplementärmedizin in die Universitätsmedizin und in das Medizinstudium sinnvoll?
- Wie beurteilen Sie die Wirtschaftlichkeit komplementärmedizinischer Maßnahmen?

Jede Gruppe stellt das Resultat der Gruppenarbeit in einem Kurzreferat dem Plenum vor, mit anschließender offener Diskussion.

In den folgenden sechs Wochen besuchen die Studierenden in Vierergruppen während je einem halben Tag alle am IKOM vertretenen Fachrichtungen. Diese Praxishalbtage finden bei zehn niedergelassenen externen Lehrärzten statt. Dabei erhalten die Studierenden für die Schlussveranstaltung folgenden Auftrag:

- Jede Gruppe präsentiert auf einem Poster einen persönlichen Eindruck der vier Halbtage.
- Kurze Beschreibung jeder Methode in eigenen Worten
- Was sind die Besonderheiten jeder Methode/ Praxisstruktur im Vergleich zu konventioneller Medizin/ Hausarztpraxis?
- Was ist Ihnen bei diesen vier Methoden positiv, was negativ aufgefallen?
- Hat das Wahlpraktikum an Ihrer Haltung oder Ihrem Wissen über ärztliche Komplementärmedizin etwas verändert? Was haben Sie gelernt?

Die von den Studierenden hergestellten Poster werden am Wahlpraktikum-Symposium des dritten Studienjahres ausgestellt und damit allen anderen Studierenden zugänglich gemacht.

Obligatorischer Kurs: Einführungskurs Praktikum (EKP)

Der obligatorische Kurs –„Handfestes" aus der Komplementärmedizin – von zwei Lektionen im vierten Studienjahr baut auf dem Wissen der Konzeptvorlesung auf. In einem Parcours mit einem Arbeitsposten pro Fachrichtung lernen die Studierenden das diagnostische Vorgehen der einzelnen Methoden kennen und wenden es selber an. Im Anhang 3 (S. 219) finden sich die Unterlagen zur Klassischen Homöopathie. An zwei Fallbeispielen aus der Pädiatrie üben die Studierenden die Anwendung der Ähnlichkeitsregel: Nach mündlicher Präsentation der Anamnese durch den Kursleiter werden in einer Gruppendiskussion die Symptome gesammelt und hierarchisch geordnet (Methode nach Kent). Mit Hilfe einer kurzen Materia medica aus sechs Arzneien mit jeweils vier Schlüsselsymptomen verschreiben die Studierenden das am besten passende Mittel.

Vorlesung Schlusskurs SK 1

Die prüfungsrelevante Vorlesung findet im Schlusskurs 1 am Ende des fünften Studienjahres statt. In mehrwöchigen Praktika in den wichtigen klinischen Fächern haben die Studierenden praxisbezogenes Fachwissen erworben, weshalb für diese Vorlesung die Form einer interdisziplinären Fallvorstellung in Zusammenarbeit mit Fakultätsmitgliedern der konventionellen Medizin gewählt worden ist. Pro Fachrichtung steht eine Lektion zur Verfügung. Vorgängig werden den Studierenden zur Vorbereitung das Skript der Konzeptvorlesung aus dem dritten Studienjahr sowie die in der Vorlesung besprochenen wissenschaftlichen Arbeiten elektronisch zur Verfügung gestellt.

Vorlesung Schlusskurs SK 2

Für die Vorlesung von zwei Lektionen im Schlusskurs 2, der am Ende des sechsten Studienjahres stattfindet und als Vorbereitung auf das eidgenössische Staatsexamen dient, wurde die Form einer interdisziplinären komplementärmedizinischen Fallvorstellung gewählt. Am Fallbeispiel einer Patientin, die in einer Grundversorgerpraxis wegen einer zervikalen Diskushernie in Behandlung steht, repetieren die vier Dozenten mit den Studierenden die diagnostische und therapeutische Vorgehensweise der verschiedenen Fachrichtungen. Zur Vorbereitung wird den Studierenden wiederum das Skript der Konzeptvorlesung aus dem dritten Studienjahr elektronisch zur Verfügung gestellt.

6. Ergänzendes Lehrangebot außerhalb des Curriculums

Für Studierende der Medizinischen Fakultäten Bern und Basel, die sich vertieft mit Klassischer Homöopathie auseinandersetzen wollen, besteht die Möglichkeit, die zweijährige Grundausbildung in Klassischer Homöopathie SVHA[1] zu absolvieren. Diese findet in Bern unter dem Patronat des IKOM statt und ist für Studierende kostenlos.

7. Literatur

Crivelli L, Ferrari D, Limoni C: Inanspruchnahme von 5 Therapien der Komplementärmedizin in der Schweiz. Statistische Auswertung auf der Basis der Daten der Schweizerischen Gesundheitsbefragung 1997 und 2002. Scuola Universitaria Professionale della Svizzera italiana, Dipartimento scienze aziendali e sociali. Palazzo E, 6928 Manno (Svizzera)

---

[1] www.homoeopathie-welt.ch/svha-ausbildung.

Harden RM, Sowden S, Dunn WR: Educational strategies in curriculum development: the *SPICES* model. Med Educ. 1984; 18 (4): 284–297.

Heusser P: Kriterien zur Beurteilung des Nutzens von komplementärmedizinischen Massnahmen. Forsch Komplemementärmed Klass Naturheilkd. 2001; 8: 14–23.

Sackett D, Rosenberg W, Gray J, Haynes R: Evidence based medicine: what it is and what it isn't. British Medical Journal. 1996; 312 (7023): 71–72.

Anlagen

Anlage 1: Anforderungen – Homöopathisch potenzierte Substanzen: Placebos oder wirksam?

Anlage 2: Vorlesungsskript drittes Studienjahr – Klassische Homöopathie

Anlage 3: „Handfestes" aus der Komplementärmedizin – Klassische Homöopathie

Anlage 1: Anforderungen – Homöopathisch potenzierte Substanzen: Placebos oder wirksam?

Martin Frei-Erb, Stephan Baumgartner, Sabine Klein, Klaus von Ammon, Ursula Wolf

Kursziele

1. Einführung in die Anthroposophisch Erweiterte Medizin und die Klassische Homöopathie
2. Herstellung und Anwendung homöopathischer Präparate
3. Einblick in verschiedene Typen klinischer Studien
4. Wirksamkeit homöopathischer Potenzen als Placebos oder spezifisch wirksame Medikamente: Neuere wissenschaftliche Arbeiten in den Bereichen Klinik und Präklinik werden selbständig studiert, referiert und gemeinsam kritisch diskutiert.
5. Anthroposophisch Erweiterte Medizin und Klassische Homöopathie dienen damit als Beispiel, wie man sich mit einem aktuellen Forschungsgebiet auf wissenschaftliche Art und Weise auseinandersetzen kann, d. h. sich zu überlegen, wie man sich unvoreingenommen und gleichzeitig kritisch eine eigene Auffassung bilden kann.

Erfolgskriterien

1. Referate über wissenschaftliche Arbeiten:
   - Sechs Gruppen zu je zwei Personen
   - Jeweils zwei wissenschaftliche Veröffentlichungen
   - Referate dauern 10–15 Minuten (PPT, Folien oder Poster).
   - Aufbau analog einer wissenschaftlichen Arbeit (Einleitung, Methode, Resultate, Diskussion) mit einer eigenen kritischen Einschätzung der Arbeit (Stärken, Schwächen, evtl. Verbesserungsvorschläge)
2. Aktive Beteiligung an gemeinsamen Diskussionen

3. Erstellen eines Posters (vier Gruppen zu je drei Personen) mit folgendem Inhalt:
   - Argumente gegen und für eine spezifische Wirkung homöopathisch potenzierter Substanzen
   - Schlussfolgerung

Literatur

Randomisierte kontrollierte Studien RCT

Frei H et al: Homeopathic treatment of children with attention deficit hyperactivity disorder: a randomised, double blind, placebo controlled crossover trial. European Journal of Pediatrics. 2005; 164 (12): 758–767.

Frass M et al: Influence of potassium dichromate on tracheal secretions in critically ill patients. Chest. 2005; 127 (3): 936–941

Frass M, Linkesch M, Banyai S, Resch G, Dielacher C, Löbl T, et al: Adjunctive homeopathic treatment in patients with severe sepsis: a randomized, double-blind, placebo-controlled trial in an intensive care unit. Homeopathy. 2005; 94 (2): 75–80.

Jacobs J, Williams A-L, Girard C, Njike VY, Katz D: Homeopathy for attention-deficit/hyperactivity disorder: a pilot randomized-controlled trial. Journal of Alternative and Complementary Medicine. 2005; 11 (5): 799–806.

Real world effectiveness

Hamre HJ et al: Anthroposophic therapies in chronic disease: The Anthroposophic Medicine Outcomes Study (AMOS). European Journal of Medical Research. 2004; 9 (7): 351–360.

Hamre HJ et al: Anthroposophic vs. conventional therapy for chronic low back pain: a prospective comparative study. European Journal of Medical Research. 2007; 12 (7): 302–310.

Riley D et al: Homeopathy and Conventional Medicine : An Outcomes Study. The Journal of Complementary and Alternative Medicine. 2001; 7 (2): 149–159.
Witt CM, Lüdtke R, Baur R, Willich SN: Homeopathic medical practice: long-term results of a cohort study with 3981 patients. BMC Public Health. 2005; 5: 115.

Grundlagenforschung

Belon P et al: Histamine dilutions modulate basophil activation. Inflammation Research. 2004; 53 (5): 181–188.
Betti L et al: Effect of high dilutions of Arsenicum album on wheat seedlings from seed poisoned with the same substance. British Homeopathic Journal. 1997; 86: 86–89.
Binder M et al: The effects of a 45x potency of arsenicum album on wheat seedling growth – a reproduction trial. Forschende Komplementärmedizin. 2005 ;12 (5): 284–291.
Guggisberg AG et al: Replication study concerning the effects of homeopathic dilutions of histamine on human basophil degranulation in vitro. Complementary Therapies in Medicine. 2005; 13 (2): 91–100.

Theorie

Walach H: Magic of signs: a non-local interpretation of homeopathy. British Homeopathic Journal. 2000; 89 (3): 127–140.

Anlage 2: Vorlesungsskript drittes Studienjahr – Klassische Homöopathie

Institut für Komplementärmedizin IKOM
Dr. med. Martin Frei-Erb, Dozent für Klassische Homöopathie

Februar 2012

Einleitung

Komplementärmedizinische Methoden[1] sind in der Grundversorgung sowohl bei den Hausärzten als auch bei den Patienten weit verbreitet:

Rund 40 % der Grundversorger bieten entweder selber eine komplementärmedizinische Methode an oder weisen ihre Patienten an ausgebildete Kollegen weiter. Am häufigsten angeboten werden Homöopathie und Phytotherapie, gefolgt von Traditioneller Chinesischer Medizin/ Akupunktur. Ungefähr 14 % der Grundversorger besitzen einen Fähigkeitsausweis der FMH[2] in einer komplementärmedizinischen Methode[3].

Gemäß der Schweizerischen Gesundheitsbefragung 2007 haben 17,1 % der Schweizer Bevölkerung in den letzten 12 Monaten eine der fünf komplementärmedizinischen Methoden in Anspruch genommen. Auch hier wurde die Klassische Homöopathie mit 6,4 % am häufigsten erwähnt. Etwa 30 % der Grundversorger werden häufiger als einmal pro Woche von Patienten nach Komplementärmedizin gefragt.

Alle Ärzte sollten ein Basiswissen über diese komplementärmedizinischen Methoden haben, um ihre Patienten umfassend beraten und bei Be-

---

[1] Anthroposophische Medizin, Klassische Homöopathie, Neuraltherapie, Phytotherapie, TCM/Akupunktur.

[2] Foederatio Medicorum Helveticorum (Berufsverband der Schweizer Ärzteschaft).

[3] Déglon-Fischer A, Barth J, Ausfeld-Hafter B: Komplementärmedizin in Schweizer Grundversorgerpraxen. Forschende Komplementärmedizin. 2009; 16 (4): 251–255.

darf an Kollegen mit komplementärmedizinischer Zusatzausbildung überweisen zu können. In diesem Skript werden die Grundlagen der Klassischen Homöopathie in Kurzform zusammengefasst. Ausführlichere Informationen finden sich in der weiterführenden Literatur.

Definition

Oft wird unter Homöopathie jede Behandlung verstanden, die mit der Gabe eines homöopathischen Arzneimittels endet. Schüßler Salze, Bachblüten und homöopathische Komplexmittel haben außer dem Umstand, dass potenzierte Arzneien verabreicht werden, nicht viel mit Klassischer Homöopathie zu tun. Auch die Verordnung von homöopathischen Arzneimitteln aufgrund klinischer Diagnosen entspricht nicht den Regeln der Klassischen Homöopathie. Von vielen Patienten werden auch Phytotherapie und Anthroposophische Medizin mit der Homöopathie verwechselt. Diese falsche Vorstellung führt zu vielen Missverständnissen und zu unbefriedigenden Behandlungsergebnissen.

Eine homöopathische Behandlung ist eine individuelle Therapie, die in der Regel nach den Vorgaben der Klassischen Homöopathie nach Hahnemann erfolgt und folgendermaßen definiert werden kann:

> Klassische Homöopathie ist eine seit 200 Jahren angewandte medizinische Behandlungsmethode, bei der den Patienten aufgrund der Gesamtheit der charakteristischen Symptome potenzierte Einzelmittel verabreicht werden. Die Wahl des individuellen homöopathischen Arzneimittels erfolgt nach der Ähnlichkeitsregel.

In dieser Definition sind drei wichtige Merkmale der Klassischen Homöopathie enthalten, die in den folgenden Abschnitten detailliert beschrieben werden:

- Das Arzneimittel wird individuell anhand der Gesamtheit der charakteristischen Symptome verordnet.
- Die Verschreibung des Arzneimittels erfolgt aufgrund der Ähnlichkeitsregel. Diese besagt, dass dem Patienten dasjenige homöopathische

Arzneimittel verabreicht werden soll, das von seiner Wirkung (bei Gesunden) her dem Zustand des (kranken) Patienten am ähnlichsten ist.
- Es werden potenzierte Einzelmittel verschrieben. Mischpräparate aus verschiedenen Einzelmitteln, so genannte Komplexmittel, werden in der Klassischen Homöopathie nicht verwendet.

Entstehung der Klassischen Homöopathie

Die Klassische Homöopathie ist vor mehr als 200 Jahren vom deutschen Arzt, Apotheker und Chemiker Samuel Hahnemann (1755–1843) entwickelt worden. Nach einigen Jahren praktischer Tätigkeit als Arzt gab er aus Enttäuschung über die ineffizienten Behandlungsmethoden der damaligen Humanmedizin seine Praxis auf. Er beschreibt dies selber in einem Brief aus dem Jahr 1808 an den bekannten Arzt Christoph Wilhelm Hufeland folgendermaßen:

> „ ... ich machte mir ein empfindliches Gewissen daraus, unbekannte Krankheitszustände bei meinen leidenden Brüdern mit diesen unbekannten Arzneien zu behandeln, die als kräftige Substanzen, wenn sie nicht genau passen, (und wie konnte sie der Arzt anpassen, da ihre eigentlichen speciellen Wirkungen noch nicht erörtert waren?) leicht das Leben in Tod verwandeln, oder neue Beschwerden und chronische Übel herbeiführen können, welche oft schwerer als die ursprüngliche Krankheit zu entfernen sind. Auf diese Weise ein Mörder oder Verschlimmerer des Lebens meiner Menschenbrüder zu werden, war mir der fürchterlichste Gedanke, so fürchterlich und ruhestörend für mich, dass ich in den ersten Jahren meines Ehestandes die Praxis ganz aufgab und fast keinen Menschen mehr ärztlich behandelte, um ihm nicht noch mehr zu schaden ..."

Hahnemann verdiente sich in den Jahren nach seiner Praxisaufgabe den Lebensunterhalt durch Übersetzung medizinischer Literatur. 1790 übersetzte er die Arzneimittellehre von Cullen, einem schottischen Arzt, dessen Erklärung der Wirkung von Chinarinde bei Wechselfieber ihn nicht überzeugte. Er entschloss sich, Chinarinde in einem Selbstversuch über mehrere

Tage einzunehmen. Dabei entwickelte er ähnliche Symptome wie beim Wechselfieber. Diese Beobachtung veranlasste ihn in den folgenden Jahren, die Idee, dass Heilmittel bei der Einnahme an Gesunden ähnliche Symptome hervorrufen, die sie bei Kranken heilen können, weiter zu erforschen. Sein Ziel war es, eine Methode zu entwickeln, mit der man einerseits zuverlässig und sicher die Heilkräfte der Arzneimittel feststellen und andererseits die Krankheitssymptome der Patienten ebenso zuverlässig eruieren und behandeln kann. Die Anleitung dazu hat er in mehreren Schriften festgehalten:

Heilkunde der Erfahrung. In: *Hufelands Journal der practischen Arzneykunde*, Band 22 (1805)

Organon der rationellen Heilkunde. Dresden 1810

Organon der Heilkunst. 5 Auflagen 1818–1921

Reine Arzneimittellehre. Theil 1–6. Leipzig, 1811–1821. Zweite, vermehrte Auflage, Leipzig 1822–1827

Die chronischen Krankheiten. Ihre eigenthümliche Natur und homöopathische Heilung. Theil 1–5. Erste Auflage: Leipzig 1828–1830. Zweite, veränderte und vermehrte Auflage, Leipzig und Dresden 1835–1839

Gesamtheit der charakteristischen Symptome

Unter Krankheit versteht man in der Klassischen Homöopathie alle Symptome und Beschwerden eines Patienten, die nicht durch eine veranlassende oder unterhaltende Ursache bedingt sind. Leidet ein Patient an Bauchschmerzen wegen Gallen- oder Nierensteinen, müssen diese operativ entfernt werden; sind die chronischen Darmbeschwerden durch eine Laktoseintoleranz oder eine Zoeliakie verursacht, muss eine entsprechende Diät eingehalten werden; ist die Schlaflosigkeit durch hohen Kaffeekonsum verursacht, muss dieser reduziert werden usw.

Die nach Entfernung einer allfälligen Ursache verbleibenden Beschwerden, das heißt alle Abweichungen vom gesunden Zustand, die der Patient selber spürt oder die die Umstehenden und der Arzt an ihm wahrnehmen und beobachten, sind Ausdruck der Störung und Schwächung des Organismus. Diese Erkrankung zeigt sich in der Gesamtheit der Symptome eines Patienten, wobei diese Symptome sich nicht nur auf die Krankheit/ Diagnose nach den Kriterien der konventionellen Medizin beschränken, sondern auf alle Symptome der körperlichen, psychischen und emotionalen Ebene. Die Aufgabe und Herausforderung für den homöopathischen Arzt ist es, bei jedem Patienten die individuelle Gesamtheit der charakteristischen Symptome zu erfassen und darin das Krankheitsbild zu erkennen (Abb. 1).

Beginn der Anamnese

Während der Anamnese

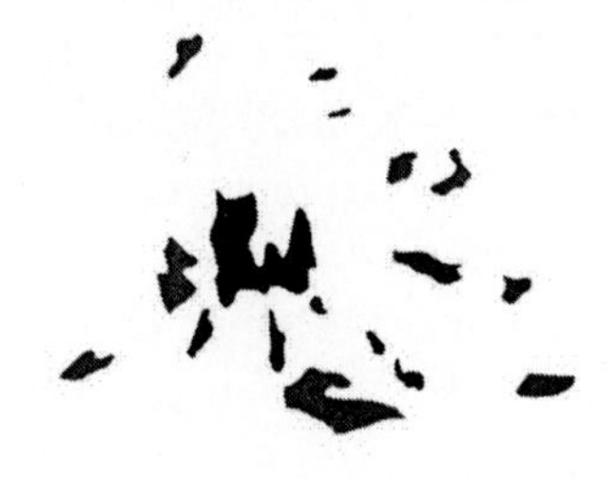

Am Ende der Anamnese

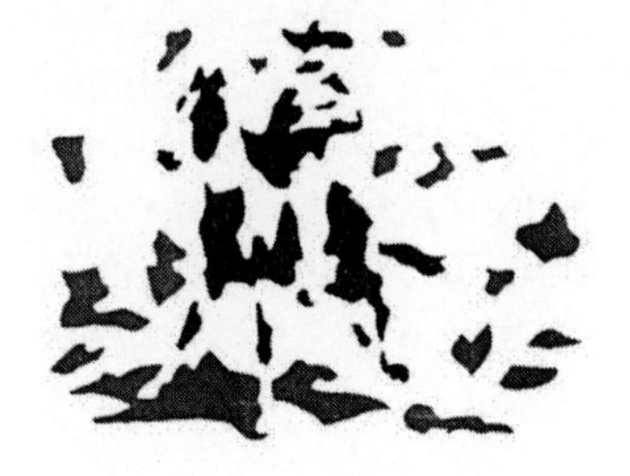

Das Erkennen des Bildes

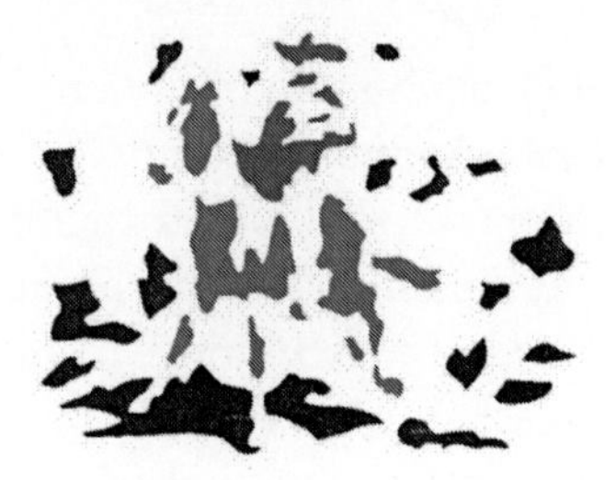

Abb. 1: Die homöopathische Anamnese: Das zu Beginn leere Blatt füllt sich während der Anamnese mit dem für den individuellen Patienten charakteristischen Muster, bis sich ein erkennbares Bild der Krankheit ergibt (abgeändert nach Sheldrake 1983).

Anamnese bei akuten und chronischen Krankheiten

Ähnlich wie in der konventionellen Medizin unterscheidet man in der Klassischen Homöopathie zwischen akuten und chronischen Erkrankungen:

Bei einer akuten Erkrankung liegt der Fokus der Anamnese auf den aktuellen Beschwerden, wobei den homöopathischen Arzt in Ergänzung zur konventionellen Medizin auch interessiert, wie der akut Erkrankte sein Leiden empfindet, z. B. in Veränderungen seiner Stimmung, und welche äußeren Einflüsse seine Beschwerden verbessern oder verschlimmern (Modalitäten). Anschließend erfolgt eine problemorientierte körperliche Untersuchung, die je nach Befund und differentialdiagnostischen Überlegungen durch Laboruntersuchungen und andere technische Untersuchungen ergänzt wird.

Die Anamnese bei einer chronischen Erkrankung unterscheidet sich zunächst kaum von einer ausführlichen Fallaufnahme in der konventionellen Medizin, bei der versucht wird, den Patienten auf seiner körperlichen, psychischen und sozialen Ebene zu erfassen. In seiner Ausbildung lernt der homöopathische Arzt, die Patienten möglichst lange frei und offen über ihre Beschwerden sprechen zu lassen, bevor er strukturierend mit offenen und zunehmend geschlosseneren Fragen die Anamnese weiterführt. Noch ausgeprägter als bei einer akuten Erkrankung versucht der homöopathische Arzt zu erkennen und zu verstehen, wie der chronisch Erkrankte sein Leiden empfindet und wie er damit im Alltag umgeht. Das Erfragen von äußeren Einflüssen, den so genannten Modalitäten, die seine Beschwerden verbessern oder verschlimmern, hilft bei der Fallanalyse, die einzelnen homöopathischen Mittel zusätzlich zu differenzieren. Auch hier folgt die körperliche Untersuchung, falls nötig, ergänzt durch Labor und andere apparative Untersuchungen.

Die Ähnlichkeitsregel

Zur Erklärung der Ähnlichkeitsregel ist ein historischer Rückblick nötig: Unzufrieden mit der Interpretation des schottischen Arztes William Cullen betreffend der Wirkung von Chinarinde bei Wechselfieber (Malaria), hatte sich Hahnemann 1790 entschlossen, dieses Mittel in einem Selbstversuch zu testen. Er nahm während mehrerer Tage zweimal täglich vier Quentchen (ca. 15 g) Chinarinde ein und entwickelte darunter außer Fieberschüben alle bekannten Symptome des Wechselfiebers. Seine Schlussfolgerung aus diesem und weiteren Versuchen war, dass in jeder Substanz, die bei einem gesunden Menschen Symptome erzeugt, auch die Kraft vorhanden ist, ähnliche Symptome am Kranken zu heilen. Er nannte dieses Prinzip *Similia similibus curentur*, übersetzt auf Deutsch „Ähnliches soll durch Ähnliches geheilt werden". Hahnemann hat dabei nichts Neues entdeckt, sondern lediglich einen bereits im Altertum von Hippokrates und im 16. Jahrhundert von Paracelsus beschriebenen Therapieansatz neu formuliert. Vereinzelt wird die Ähnlichkeitsregel sogar in der konventionellen Medizin angewendet: Methylphendiat (Ritalin) kann auf hyperaktive Kindern beruhigend wirken, Capsaicin, der Wirkstoff aus Chilischoten, wird in 0,025–0,075-prozentigen Zubereitungen beim postherpetischen Schmerzsyndrom eingesetzt.

In der im vorherigen Abschnitt beschriebenen Fallaufnahme hat sich dem homöopathischen Arzt das Bild der Krankheit in der Gesamtheit der charakteristischen Symptome gezeigt. Das homöopathische Arzneimittel wird nun nicht bloß aufgrund einer Indikation, z. B. „Migräne", verschrieben. Gemäß der Ähnlichkeitsregel vergleicht der Homöopath dieses Krankheitsbild mit den knapp 3500 bekannten Arzneimittelbildern und sucht dasjenige Heilmittel, das von seiner Wirkung (bei Gesunden) her dem Zustand des Patienten am ähnlichsten ist. In Analogie zum Krankheitsbild, das sich aus den gesamten Symptomen des Patienten zusammensetzt, entstehen durch die gesammelten Informationen über ein Heilmittel die Arzneimittelbilder. Diese Informationen stammen zunächst aus den Arzneimittelprüfungen (siehe dort).

Konkret geht der homöopathische Arzt bei der Fallanalyse so vor, dass er die in der Anamnese gesammelten charakteristischen Symptome hierarchisch ordnet. Es gibt in der Klassischen Homöopathie verschiedene Techniken dieser Fallanalyse, die betreffend Auswahl und Hierarchisierung der charakteristischen Symptome unterschiedlich vorgehen. Aufgrund der historischen Entwicklung der Homöopathie in der Schweiz werden bei uns am häufigsten die Methoden nach Bönninghausen[4] und Kent[5] angewandt. Bei der Methode nach Kent stehen an erster Stelle auffallende, spezielle und ungewöhnliche Symptome. Gefolgt wird diese Gruppe von Symptomen von den Geistes-und Gemütssymptomen oder, moderner ausgedrückt, den emotionalen und psychischen Begleitsymptomen der Krankheit. In absteigender Wertigkeit folgen die Allgemeinsymptome und allfällige Ursachen der Erkrankung (Ärger, Sorgen usw.). An letzter Stelle stehen die lokalen Symptome, die zwar wichtig sind für die organbezogene Diagnose, aber wenig zur homöopathischen Mittelfindung beitragen (Abb. 2).

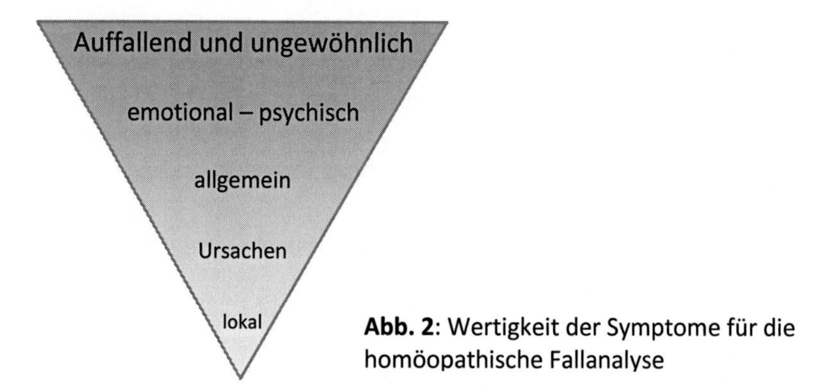

Abb. 2: Wertigkeit der Symptome für die homöopathische Fallanalyse

Nachdem die Symptome auf diese Art und Weise hierarchisiert worden sind, folgt die Suche nach dem ähnlichsten Mittel mit Hilfe eines Symptomenverzeichnisses. Diese Bücher nennt man Repertorien, weshalb der Vorgang der Fallanalyse als Repertorisation bezeichnet wird. Die Aufgabe des homöopathischen Arztes ist es nun, diejenigen wenigen Symptome auszuwählen, die das umfassende Krankheitsbild des Patienten am ähnlichsten beschreiben. Er erhält bei der Repertorisation eine Auswahl von Arzneimitteln, aus denen er mit Hilfe der Materia medica das für den Patienten am besten passende auswählt.

---

[4] Clemens von Bönninghausen (1785–1864).

[5] James Tyler Kent (1849–1916).

Arzneimittelprüfungen

Die Arzneimittelprüfung als Voraussetzung für die Kenntnis der Wirkungen der Arzneimittel wurde bereits erwähnt.

Dabei wird einer Gruppe gesunder Probanden für eine bestimmte Zeitdauer von einigen Tagen das zu prüfende Arzneimittel verabreicht. Alle während dieser Zeit und in einem zuvor bestimmten Zeitrahmen danach auftretenden Veränderungen des Befindens und das Auftreten neuer Symptome werden möglichst unverfälscht protokolliert und täglich mit der Prüfungsleitung besprochen. Nach Beendigung der Prüfung werden alle Symptome ausgewertet. Um unspezifische Symptome auszuschließen, hat sich in den letzten Jahren als Standard für Arzneimittelprüfungen die randomisierte, doppelblinde, plazebokontrollierte Studie etabliert. Vom Konzept her entspricht eine solche moderne Arzneimittelprüfung einer Phase I Medikamentenstudie der konventionellen Medizin. Als Beispiel einer zeitgemäßen Arzneimittelprüfung sei die Prüfung von *Galphimia glauca* (Teut et al. 2008)[6] erwähnt. Bei der Mehrzahl der Probanden in der Verum-Gruppe sind die folgenden Symptome aufgetreten: Müdigkeit, Schwächezustände, Mangel an Konzentration, benommenes Gefühl, trockener Mund, tränende und brennende Augen.

Diese Prüfungssymptome bilden die Grundlage für das Arzneimittelbild dieses in der Klassischen Homöopathie bisher nur wenig bekannten Heilmittels. Das so entstandene Arzneimittelbild wird im Laufe der Jahre durch Erfahrungen in der klinischen Anwendung ergänzt und erweitert. Die Sammlungen dieser Arzneimittelbilder nennt man in der Klassischen Homöopathie Materia medica.

Potenzierte Arzneimittel

Homöopathische Arzneimittel werden in der Regel innerlich in Form von Globuli oder Tropfen verabreicht. Es sei nochmals darauf hingewiesen,

[6] Teut M et al.: A Homoeopathic Proving of Galphimia glauca. Forsch Komplement Med. 2008; 15: 211–217.

dass in der Klassischen Homöopathie nur Einzelmittel aufgrund der Gesamtheit der charakteristischen Symptome und keine Kombinationen von mehreren homöopathischen Arzneimitteln aufgrund verschiedener Diagnosen verschrieben werden.

Hergestellt werden homöopathische Arzneien aus pflanzlichen, tierischen (z. B. Schlangengift) und mineralischen Ausgangssubstanzen. Verwendet werden teilweise auch Arzneimittel, die aus Krankheitserregern hergestellt werden (Nosoden).

In der Homöopathie gibt es eine bestimmte Nomenklatur für die potenzierten Arzneimittel. Wird die Ausgangssubstanz in fortlaufender Reihe im Verhältnis 1:10 potenziert, spricht man von Dezimalpotenzen oder kurz „D-Potenzen". Erfolgen die Schritte im Verhältnis 1:100 spricht man von Centesimalpotenzen oder „C-Potenzen". Diese beiden Formen werden in der Regel als Globuli verabreicht. Potenzen unterhalb der Avogadroschen Zahl (6×10^{-23}), in denen theoretisch noch ein materielles Substrat der Ausgangssubstanz nachgewiesen werden kann, bezeichnet man als „Tiefpotenzen". Die Grenze liegt bei D24, C12 oder Q5. Potenzen darüber bezeichnet man als „Hochpotenzen".

Klassische Homöopathen verordnen bei chronischen Krankheitsbildern je nach Intensität der Beschwerden C-Potenzen in der Höhe von C200 oder C1000 in Abständen von einer bis mehreren Wochen. Bei akuten Erkrankungen oder akuten Exazerbationen einer chronischen Krankheit werden tiefere Potenzen zwischen C12 und C30 mehrmals täglich verschrieben.

Q-Potenzen, die als Tropfen appliziert werden, stellt man ausgehend von einer C3-Potenz in einem speziellen Potenzierungsverfahren, beginnend bei Q1, her. Aus historischen Gründen werden sie in der täglichen Praxis noch wenig verwendet, obwohl sie einige Vorteile gegenüber C-Potenzen haben: Man kann Q-Potenzen ausgezeichnet mit anderen Medikamenten, z. B. im Rahmen einer Chemotherapie, kombinieren. Ihre Wirkung ist oft schneller und sanfter als bei C-Potenzen, die bei Beginn einer homöopathischen Behandlung zu einer vorübergehenden Verschlimmerung („Erstverschlimmerung") führen können. Die Verschreibung von Q-Potenzen setzt aber eine gewisse homöopathische Erfahrung voraus, da bei der Gabe eines falschen Mittels der Patient aufgrund der wiederholten täglichen Einnahme unter Umständen Prüfungssymptome dieses Mittels entwickeln kann. Q-Potenzen werden in der Regel ein- bis mehrmals pro Tag verabreicht, die Dosierung richtet sich nach der Intensität der Krankheit.

Gesetzliche Grundlagen

Die gesetzlichen Grundlagen betreffend Zulassung von Homöopathika sind im Bundesgesetz über Arzneimittel und Medizinprodukte[7] (Heilmittelgesetz HMG) sowie in der Verordnung des Schweizerischen Heilmittelinstituts über die vereinfachte Zulassung von Komplementär-und Phytoarzneimitteln[8] (KPAV) geregelt. In letzterer sind für homöopathische Arzneimittel in Abhängigkeit ihres Risikopotenzials verschiedene Zulassungsverfahren vorgesehen. Homöopathische Arzneimittel, die in der Klassischen Homöopathie verwendet werden, erfüllen in der Regel die Kriterien von Artikel 17, Absatz 1 KPAV für Arzneimittel ohne Indikation. Die Zulassung erfolgt damit in einem Meldeverfahren mit reduziertem Dossier[9].

Verlaufsbeurteilung

Der Wechsel zwischen Krankheit und Gesundheit hat eine eigene Dynamik, die eine Verlaufsbeurteilung vor allem von chronischen Erkrankungen sowohl in der konventionellen Medizin als auch in der Komplementärmedizin nicht immer vereinfacht. Unsere Patienten bestehen nicht aus

---

[7] Bundesgesetz über Arzneimittel und Medizinprodukte 812.21 vom 15.12.2000, www.admin.ch/ch/d/sr/c812_21.html.

[8] Verordnung des Schweizerischen Heilmittelinstituts über die vereinfachte Zulassung von Komplementär- und Phytoarzneimitteln (Komplementär- und Phytoarzneimittelverordnung, KPAV) vom 22. Juni 2006, www.admin.ch/ch/d/sr/c812_212_24.html.

[9] Merkblatt Zulassungsverfahren für homöopathische und anthroposophische Arzneimittel, September 2006, Swissmedic, Bern, www.swissmedic.ch/aktuell/00003/00410/index.html?lang=de.

isolierten Organsystemen, sie sind als komplexer Organismus einem noch komplexeren Umfeld ausgesetzt.

Als einfache Faustregel zur Verlaufsbeurteilung hat sich in der Klassischen Homöopathie die Heringsche Regel bewährt, benannt nach Constantin Hering. Diese besagt, dass sich die Beschwerden eines Patienten von innen nach außen, von oben nach unten und in umgekehrter zeitlicher Reihenfolge bessern. Bei einer Patientin mit den Symptomen einer Angststörung, chronischen Bauchschmerzen im Sinne eines Kolon irritabile und zusätzlich einer Psoriasis, erwartet man zuerst eine Besserung der psychischen Beschwerden. Zeitlich verschoben bessern sich anschließend die Darmsymptome, gefolgt von der Hauterkrankung als äußerste Schicht. Von oben nach unten bedeutet, dass in unserem Fall die Psoriasisherde an den oberen Körperregionen früher als diejenigen an den Beinen verschwinden.

Die Heringsche Regel:
von oben nach unten
von innen nach außen (von wichtigen zu weniger wichtigen Organen)
in der umgekehrten Reihenfolge ihres Auftretens

Schematisch ist die Verlaufsbeurteilung in Abbildung 3 dargestellt.

Berichtet der Patient über eine Verbesserung seiner Beschwerden, müssen wir überprüfen, ob es sich um die Wirkung der verschriebenen Arznei handelt oder um eine Verbesserung, die sich unabhängig vom Arzneimittel entwickelt hat, zum Beispiel um einen Spontanverlauf.

Schildert der Patient keine Verbesserung seiner Beschwerden, prüft man in der Regel die anlässlich der Erstkonsultation notierten Symptome. Häufig sind die Patienten auf ihre Hauptbeschwerden fixiert, weshalb sie über Veränderungen von anderen zusätzlich bestehenden Beschwerden erst nach gezielter Befragung berichten. Weitere Gründe für fehlende Veränderungen sind falsche Erwartungen an die Zeitdauer, in der eine Verbesserung erwartet werden kann und an die Prognose der zu behandelnden Krankheit. Hindernisse für eine Verbesserung und Heilung können verschiedene äußere Einflüsse sein, die ausgeschlossen und vermieden werden sollten. Der regelmäßige Gebrauch von starken ätherischen Substanzen wie Menthol, Kampfer und Eucalyptus während der homöopathischen Behandlung kann die Wirkung einzelner homöopathischer Arzneimittel abschwächen. Über Interaktionen mit konventionellen Medikamenten existiert außer Erfahrungsberichten keine wissenschaftliche Literatur. Während der Behandlung erlittene psychische oder physische Traumata wie unerwartete Todesfälle, Unfälle und Ähnliches können den Heilungsverlauf natürlich ebenfalls beeinflussen.

Bei Verschreibung des korrekten Arzneimittels, aber einer falschen, das heißt in der Regel einer zu tiefen Potenz, erfolgt ebenfalls keine wesentliche Besserung. Falls alle anderen Ursachen einer fehlenden Besserung ausgeschlossen werden können, muss der homöopathische Arzt den Fall nochmals analysieren und eine neue Arznei verschreiben.

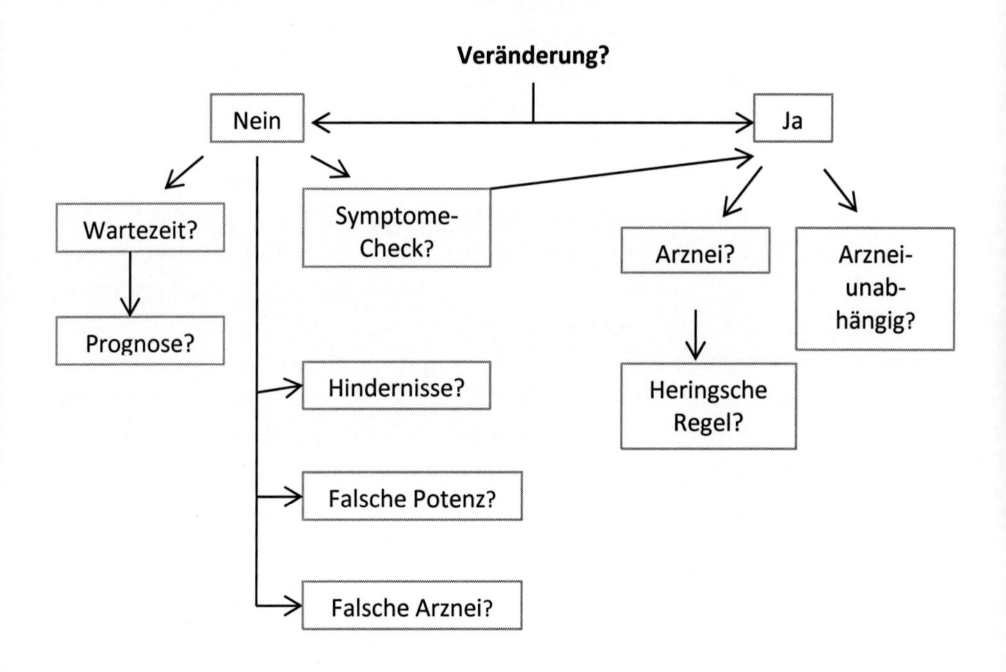

Abb. 3: Verlaufsbeurteilung nach Spring (2009)

Nebenwirkungen/Risiken

Häufigste Nebenwirkung homöopathischer Arzneimittel ist die sogenannte „Erstverschlimmerung". Dabei erlebt der Patient in den ersten Tagen der Behandlung eine Verschlimmerung seiner Beschwerden. Dieser Zustand ist nur vorübergehend und verschwindet in der Regel nach 1–3 Tagen wieder. Erstaunlicherweise erwarten viele Patienten, die sich in eine homöopathische Behandlung begeben, eine solche Reaktion als Zeichen, dass das Arzneimittel wirkt.

Nimmt ein Patient über längere Zeit regelmäßig, z. B. täglich, ein hochpotenziertes homöopathisches Arzneimittel ein, das nicht zu seinem Zustand passt, kann er unter Umständen als Nebenwirkung neue Symptome dieses Arzneimittels entwickeln (Arzneimittelprüfung). Auch diese Beschwerden klingen in der Regel nach Absetzen des Arzneimittels innerhalb weniger Tage ab.

Um eine qualifizierte ärztliche homöopathische Behandlung zu gewährleisten, hat die FMH 1999 einen Fähigkeitsausweis Homöopathie eingeführt (siehe weiter unten). Ausgebildete Ärzte mit FHM/ SVHA-Fähigkeitsausweis in Klassischer Homöopathie sind aufgrund ihrer ärztlichen Kompetenz und ihrer Zusatzausbildung in Homöopathie befähigt, in Absprache mit dem Patienten individuell zu entscheiden, ob eine konventionelle Behandlung, eine begleitende homöopathische Behandlung oder auch eine alleinige homöopathische Behandlung sinnvoll und möglich ist. Marian et al. (2006)[10], zeigten in ihrer Studie unter Ärzten auf, dass sowohl konventionelle Mediziner als auch Komplementärmediziner sich der Grenzen ihrer therapeutischen Möglichkeiten bewusst sind.

[10] Marian F, Widmer M, Herren S, Dönges A, Busato A: Physicians' philosophy of care: a comparison of complementary and conventional medicine. Forsch Komplementmed. 2006; 13 (2): 70–77.

Ausbildung

Fähigkeitsausweis FMH

Seit 1999 existiert ein Fähigkeitsausweis „Homöopathie SVHA", der im Auftrag der FMH durch den Schweizerischen Verein Homöopathischer ÄrztInnen SVHA erteilt wird[11].

Voraussetzungen für den Erwerb des Fähigkeitausweises sind ein eidgenössischer oder anerkannter ausländischer Facharzttitel sowie zweijährige praktische ärztliche Tätigkeit mit Schwerpunkt in Klassischer Homöopathie.

Die gesamte strukturierte Ausbildung in Klassischer Homöopathie bis zum Fähigkeitsausweis Homöopathie SVHA umfasst mindestens 400 Stunden. Das notwendige Selbststudium und die zweijährige praktische Tätigkeit sind darin nicht eingerechnet.

Grundausbildung

Die Grundausbildung in Klassischer Homöopathie dauert 150 Stunden verteilt auf zwei Jahre. Sie umfasst die Vermittlung der theoretischen und praktischen Grundkenntnisse und Grundfertigkeiten in Klassischer Homöopathie. Abgeschlossen wird die Grundausbildung mit einer mündlichen Prüfung der Lerninhalte.

Angeboten werden diese Ausbildungen in Bern, Zürich, Luzern, Kriens und Lausanne. Informationen zum Berner Kurs finden sich unter: www.kikom.unibe.ch Weitere Informationen finden sich auf der Homepage des SVHA: www.homoeopathie-welt.ch

Weiterbildung

Anschließend an die Grundausbildung erfolgt die praxis- und fallbezogene Weiterbildung von mindestens 150 Stunden. Diese besteht vor allem aus Supervision eigener Fälle. Zur Vertiefung und Erweiterung der Grundaus-

---

[11] Fähigkeitsausweis Homöopathie, Fähigkeitsprogramm vom 1.1.1999, www.fmh.ch/files/pdf4/fa_homopathie_d.pdf.

bildung müssen Seminare und Kurse in Klassischer Homöopathie von mindestens 100 Stunden besucht werden. Am Ende der Ausbildung müssen dem SVHA drei Falldokumentationen mit einem Verlauf von mindestens einem Jahr eingereicht werden.

Analog zu den weiteren Fähigkeitsausweisen der FMH erfolgt die Rezertifizerung alle drei Jahre durch den Nachweis von 150 Stunden Weiterbildung.

Zulassung

Klassische Homöopathie in der Schweiz

Ärzte mit einer kantonalen Berufsausübungsbewilligung dürfen Homöopathie in allen Kantonen uneingeschränkt praktizieren, ohne eine abgeschlossene Ausbildung nachweisen zu müssen. Zur Qualitätssicherung hat die Vereinigung der Schweizer Ärzte FMH 1999 einen Fähigkeitsausweis für Klassische Homöopathie geschaffen. Nur Träger dieses Fähigkeitsausweises sind ab 1.1.2012 befugt, homöopathische Leistungen in der Grundversicherung abzurechnen. Für nicht-ärztliche Homöopathen sind die Zulassungsbedingungen je nach Kanton sehr unterschiedlich. Im Kanton müssen nicht-ärztliche Homöopathen eine mindestens dreijährige Ausbildung mit mindestens 600 Stunden medizinischen Grundlagen (Anatomie, Physiologie usw.) und 650 Stunden Homöopathie-Ausbildung nachweisen können, um eine Berufsausübungsbewilligung zu erhalten.

Klassische Homöopathie in Europa

Klassische Homöopathie wird in praktisch allen Ländern Europas praktiziert. Die Zulassung für Ärzte, die Klassische Homöopathie praktizieren, ist in den Ländern der Europäischen Union EU nicht einheitlich geregelt. Laut einer Zusammenfassung des European Committee of Homeopathy ECH[12] ist die Klassische Homöopathie in folgenden Ländern als eigenes medizinisches Therapiesystem gesetzlich anerkannt: Belgien, Bugarien,

---

[12] www.homeopathyeurope.org/regulatory-status.

Deutschland, Großbritannien, Lettland, Portugal, Rumänien, Slowenien und Ungarn. In Bulgarien, Lettland, Rumänien und Spanien darf Klassische Homöopathie ausschließlich durch Ärzte praktiziert werden. Eine paradoxe Situation besteht diesbezüglich in Slowenien, wo ärztlich praktizierte Homöopathie gesetzlich erlaubt ist, gleichzeitig aber Ärzten, die Homöopathie anwenden, von der nationalen Ärztevereinigung die Zulassung entzogen wird. In anderen Ländern wie Österreich, Italien und Litauen haben die staatlichen Gesundheitsbehörden ähnlich wie in der Schweiz die Aufgaben der Zulassung, Registrierung und Supervision an die nationalen Ärztegesellschaften delegiert. Aktuell wird im Rahmen des Forschungspaketes FP7 der EU das Forschungsprojekt CAMbrella[13] durchgeführt, das unter anderem auch die gesetzlichen Grundlagen für Komplementärmedizin in Europa eruiert.

Homöopathie außerhalb Europas

Eine volle Integration der Homöopathie in staatliche medizinische Versorgungssysteme, praktiziert durch approbierte Ärzte, finden wir in Brasilien, Chile, Costa Rica, Indien, Kolumbien, Kuba, Mexiko, Nepal, Pakistan und Sri Lanka. Eine teilweise Integration finden wir in Iran, Israel und den Vereinigten Arabischen Emiraten. Offizielle Anerkennung der Homöopathie als medizinische Technik besteht in Ecuador, Ghana, Lesotho, Malaysia, Nigeria, Singapur, Südafrika, Swaziland und Zimbabwe. Zulassungen zum Praktizieren der Homöopathie werden erteilt in Argentinien, Jordanien, Kanada, Nicaragua, Saudi Arabien, den USA und in Venezuela.

Literatur

Lehrbücher

Hahnemann S: Organon 6 der Heilkunst. Verlag Peter Irl; 2007.

Teut M, Dahler J, Lucae Ch, Koch U: Kursbuch Homöopathie. München: Elsevier, Urban & Fischer; 2008.

---

[13] www.cambrella.eu.

Bleul G (Hrsg.): Homöopathische Fallanalyse. Stuttgart: Karl F. Haug Verlag; 2012.
Spring B: Verlaufsbeurteilung in der Homöopathie. Stuttgart: Karl F. Haug Verlag; 2009.

Internet

www.ikom.unibe.ch (Institut für Komplementärmedizin)
www.homoeopathie-welt.ch (Schweizerischer Verein Homöopathischer Ärztinnen und Ärzte)
www.homeopathyeurope.org (European Committee for Homeopathy)
www.sih.at (StudentInnen Initiative Homöopathie an der Universität Wien)
www.eiccam.eu/portal.html (European Information Centre for Complementary & Alternative Medicine)

Anlage 3: „Handfestes“ aus der Komplementärmedizin – Klassische Homöopathie

Lernziel: Die Studierenden kennen an Hand von Fallbeispielen zum Thema „Schmerzhaftes Zahnen“ die Anwendung der Ähnlichkeitsregel.

Fallbeispiel 1

Die Mutter der 14-monatigen Sarah ruft Sie in Ihrer Telefonsprechstunde an, um Sie um Rat zu fragen. Sarah sei derzeit wieder mal nicht zu beruhigen. Das käme wohl von Bauchkrämpfen oder auch vom Zahnen?

Die ersten Backenzähne kämen wohl gerade hervor. Man sähe zwar noch nichts, aber Sarah beiße zur Zeit ständig auf ihrem Plastiklöffel herum. Der Stuhlgang sei zeitweise grün und schleimig und rieche sehr unangenehm, beinahe wie verfaulte Eier. Sarah sei zeitweise so schlecht gelaunt und ungeduldig, dass man ihr nichts recht machen könne. Ständig verlange sie nach irgendwelchen Dingen, die sie dann voller Wut wieder fortwerfe. Niemand außer der Mutter könne Sarah dann beruhigen. Sie wolle ständig von der Mutter getragen werden, insbesondere gegen Abend sei es am schlimmsten. Sarah könne dann sehr trotzig werden, verweigere alles und sei nicht zu beruhigen. Dann schwitze sie auch stark am Kopf, sodass die Haare richtiggehend durchnässt seien. Die Mutter berichtet auch, dass ihr aufgefallen sei, dass ihre Tochter ganz rote Wangen habe, wie mit Rouge "aufgemalt".

Welches homöopathische Arzneimittel verschreiben Sie?

Fallbeispiel 2

Die Mutter und die 18-monatige Anna kommen für eine Entwicklungskontrolle in Ihre Sprechstunde. Ihre Untersuchungsbefunde sind normal, bis auf einen leichten Schnupfen mit dickflüssigem gelben Nasensekret. Anna wirkt schüchtern, sie sitzt auf dem Schoß der Mutter und schmiegt sich an diese, wenn sie von Ihnen direkt angesprochen wird.

Die Mutter bestätigt Ihre Beobachtung mit der Bemerkung, dass Anna gegenüber Fremden zu Beginn vorsichtig sei. Sie berichtet weiter, dass die kleine Anna allgemein sehr empfindsam ist, ständig gehalten und getröstet werden will. Aktuell sei es besonders schlimm, da Anna am Zahnen sei. Anna sei sehr weinerlich und suche ständig die Nähe der Mutter. Die Zahnschmerzen bessern sich, wenn sie etwas kaltes trinken könne. Sonst sei sie aber nicht sehr durstig, man müsse sie zum Trinken auffordern.

Eigentlich sei sie zu Hause ein fröhliches, aufgestelltes Kind, ihre Stimmung könne aber schnell wechseln, z. B. wenn man ihr etwas verbiete, sie lasse sich aber sehr gut trösten und ablenken. Anna spiele auch bei kühlem Wetter lieber draußen, sei aber nicht gerne an der Sonne, weil sie kaum schwitze, sondern nur ein heißes, rotes Gesicht bekomme. Abends im Bett habe sie Mühe mit Einschlafen, wahrscheinlich weil sie alleine im dunklen Zimmer Angst habe.

Welches homöopathische Arzneimittel verschreiben Sie?

Handout Arzneimittelbilder

Schlüsselsymptome	**Arzneimittel**
– Plötzliches Auftreten und Verschwinden der Beschwerden – Überempfindlich auf Schmerzen und Geräusche – Spasmen und Muskelzuckungen – Pulsierende Carotiden	Belladonna Dosis: C30 3–5 Globuli 1–3 x/Tag für maximal 2–3 Tage
– Schweiß an Kopf und Hals – Zähne kommen zu langsam – Neigung zu Trägheit und Verstopfung – Erkältungsneigung	Calcium carbonicum Dosis: C30 3–5 Globuli 1–3 x/Tag für maximal 2–3 Tage
– Große Empfindsamkeit gegenüber allen äußeren Reizen – Zornig, gereizt, will ständig getragen werden – Rote Wangen beidseitig oder nur eine Wange rot, die andere blass – „Dampfende Hitze" des Körpers	Chamomilla Dosis: C30 3–5 Globuli 1–3 x/Tag für maximal 2–3 Tage
– Starker Mundgeruch – Übermäßiger Speichelfluss – Starkes Schwitzen – Beschwerden schlimmer nachts	Mercurius Dosis: C30 3–5 Globuli 1–3 x/Tag für maximal 2–3 Tage
– Plötzlich heftige Ruhelosigkeit – Trockene Hitze von Haut und Schleimhäuten – Gesichtsröte – Beißt sich in Fäustchen	Aconitum Dosis: C30 3–5 Globuli 1–3 x/Tag für maximal 2–3 Tage
– Verlangen, gewiegt und liebkost zu werden – Wechselnde Symptomatik/launisch – Schlimmer im warmen Zimmer oder durch Sonne – Besser durch kalte Getränke	Pulsatilla Dosis: C30 3–5 Globuli 1–3 x/Tag für maximal 2–3 Tage

CAM EXPERTISE – Ergebnisse von Expertentreffen

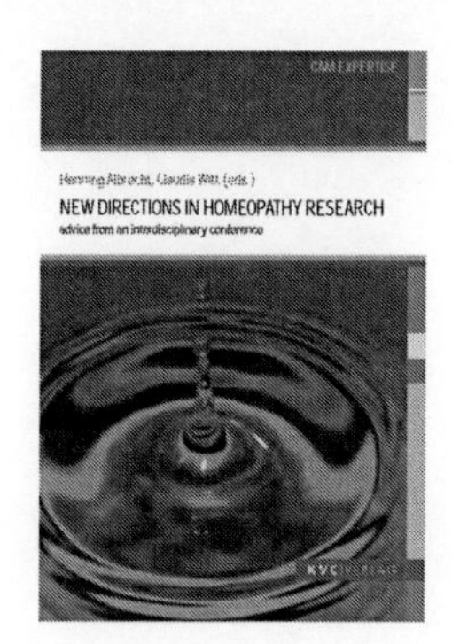

Claudia Witt, Henning Albrecht (Eds.):
New Directions in Homeopathy Research –
Advice from an Interdisciplinary Conference
2009, 169 Seiten, ISBN 978-3-933351-883

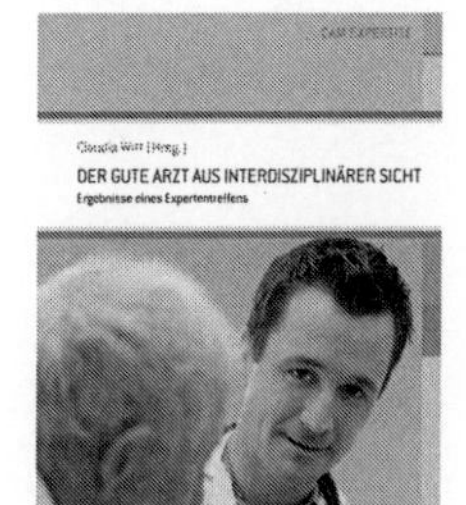

Claudia Witt (Hrsg.):
Der gute Arzt aus interdisziplinärer Sicht –
Ergebnisse eines Expertentreffens
2010, 257 Seiten, ISBN 978-3-86864-001-4

Bettina Berger (Hrsg.):
Raum für Eigensinn –
Ergebnisse eines Expertentreffens zur
Patientenkompetenz
2011, 264 Seiten, ISBN 978-3-86864-006-9

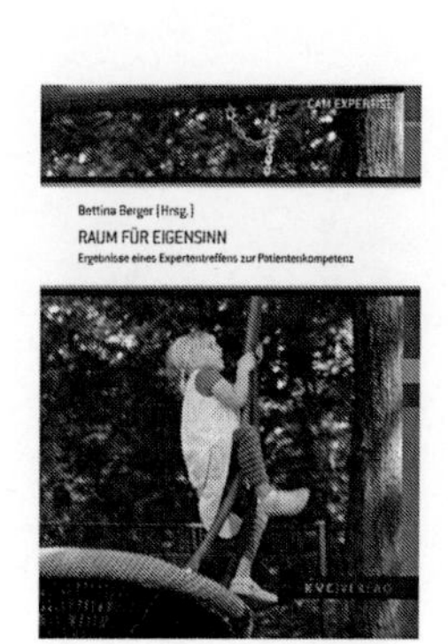

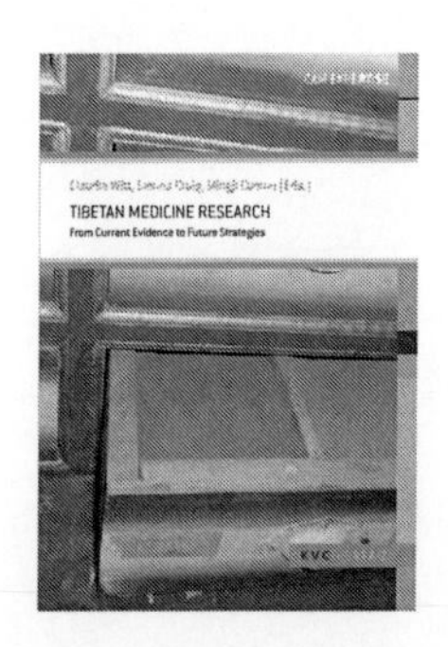

Claudia Witt, Sienna Craig, Mingji Cuomu
(Eds.): *Tibetan Medicine Research* – From
Current Evidence to Future Strategies
2012, 172 Seiten, ISBN 978-3-86864-024-3